Borax - das wundersame Heilmineral

Amelie Ulmer

Borax

Das wundersame Heilmineral und basische Multitalent, welches sogar unsere Zirbeldrüse aktivieren, Testosteron steigern, Schwermetalle ausleiten oder unsere Sehkraft verbessern kann

Auch für Kraftsportler interessant!

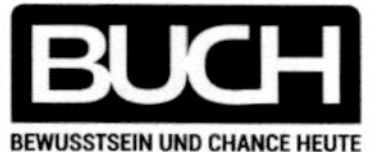

www.verlag-buch.de

www.verlag-buch.de

3. Auflage

ISBN 978-3-947183-12-8 (PRINT)

ISBN 978-3-947183-06-7 (EBOOK)

Buch- und Umschlaggestaltung: Verlag-BUCH
Inhalt verfasst von: Amelie Ulmer
Titelfoto: Lizenz von fotolia.com

Der Verlag-BUCH ist ein Imprint der Conzepke GmbH & Co. KG, Mainaustr. 185, 78464 Konstanz. Mail: info@verlag-buch.de

Inhaltsverzeichnis

01. Einleitung

Borax, ein natürliches Allzweckmittel, das gewöhnlich vor allem als Reinigungs- und Desinfektionsmittel genutzt wird, ist ein immer beliebter werdendes NATÜRLICHES HEILMITTEL für eine ganze Bandbreite gesundheitlicher Probleme. Es ist günstig und einfach einzunehmen, als Bor oder Borax in Form von Tabletten, als Borax in Form von Pulver oder gelöst als Borwasser. Es wirkt bei chronischen Krankheiten, Autoimmunerkrankungen, Arthrose, hormonellen Problemen und chronischem Schmerz, sowie als Entzündungshemmer gegen Arthritis und Gicht.

Außerdem wurde es bei der Behandlung von Krebs, Übergewicht, Bluthochdruck, Arterienerkrankungen und Osteoporose eingesetzt. (vgl. EARTHCLINIC 2018)

Die Grundlage für die Wirkung von Borax bildet das im Mineral vorhandene Element Bor, ein essentielles Spurenelement, das der Grundstein für viele Prozesse im menschlichen Körper ist, aber in der heutigen modernen Ernährung oft fehlt. Ein gesunder Borgehalt kann viele gesundheitliche Probleme verbessern.

Als der Osteopath und Naturheilkundler Dr. Rex Newnham in den 1960er Jahren an Arthrose erkrankte, aber die konventionelle Medizin bei ihm nichts ausrichten konnte, versuchte er andere, natürliche Methoden zu finden. Über sein biochemisches Wissen gelangte er zu der Erkenntnis, dass fehlendes Bor das Problem sein könnte. So behandelte er sich in einem Selbstversuch mit Borax und innerhalb von wenigen Wochen waren seine Symptome verschwunden. Als er seine Borax-Tabletten in größeren Mengen herstellen lassen wollte, um der wachsenden Nachfrage gerecht zu werden, befürchtete die Firma, die er mit der Vermarktung beauftragen wollte allerdings, dass die sehr günstig herzustellenden Borax-Tabletten teurere Medikamente vom Markt vertreiben und die Gewinne der Pharmaindustrie verringern könnten. Deshalb wurde 1981 eine Verordnung durchgesetzt, die Bor mitsamt seinen Verbindungen als giftig erklärte.(vgl. LAST 2012: 13)

Aber die Frage ist, kann etwas wirklich giftig sein, das Arthrose-Patienten und Menschen mit anderen Problemen ohne große Nebenwirkungen geholfen hat? Oder geht es hier nur um die wirtschaftlichen Interessen von Unternehmen in der Pharmaindustrie?

Schaubild zu den Eigenschaften von Bor

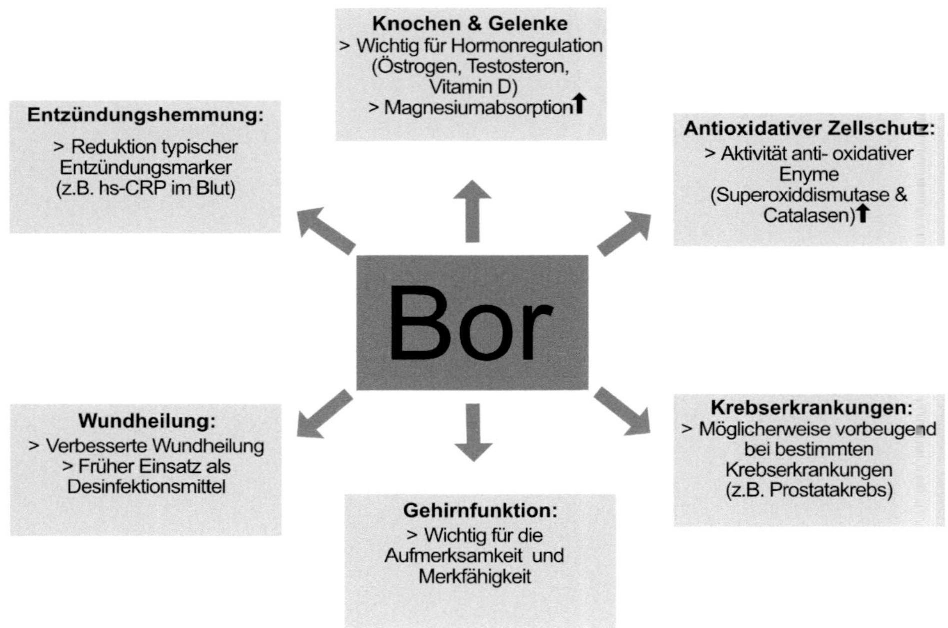

Quelle: https://www.burgerstein-foundation.ch/de-DE/fachbereich/aktuelles-aus-wissenschaft-praxis/bor-ein-update

02. Allgemeines über Borax

Johan Gottschalk Wallerius, ein schwedischer Mineraloge, beschrieb 1748 als erster das Mineral Borax. Schon in der Antike wurde es bei der Bearbeitung von Gold, in China für Glasuren und in Ägypten zum Einbalsamieren benutzt. Im Mittelalter wurde Borax als Kostbarkeit aus Tibet nach Europa gebracht. Das Wort Borax kommt von dem arabischen Wort „bau- raq", das „weiß" bedeutet. (vgl. chemie.de, AMELINGMEIER 2014) Borax, auch Tinkal genannt, ist ein in der Natur selten vorkommendes Mineral, das abgebaut und zu verschiedenen Borverbindungen weiterverarbeitet wird. Es ist die wirtschaftlich wichtigste Verbindung von Bor. Seine chemische Formel ist $Na_2B_4O_7*10H_2O$, oder einfach gesagt besteht das Ausgangsmaterial Borax aus den Elementen Natrium, Bor, Sauerstoff und Wasserstoff. Auch wenn es für das Mineral viele verschiedene Namen gibt (Natriumtetraborat-Decahydrat, Natriumborat, Dinatriumtetraborat- Decahydrat), die chemische Zusammensetzung bleibt an sich immer die gleiche. Meistens bildet es kurze, prismatische Kristalle, aber auch körnige oder massige Aggregate, die in den meisten Fällen weiß, grau oder gelb, manchmal farblos, sind.

Natürlich kommt Borax ähnlich wie Anhydrit oder Gips als Evaporit in kristalliner oder massiver Form vor. Bei der Austrocknung von kontinentalen salzhaltigen Seen, sog. Borax-Seen, lagert sich Borax ab. Der Borax Gehalt kommt wahrscheinlich von vulkanischer Aktivität, weshalb man es auch in Vulkanschloten findet. Hauptsächlich kommt Borax in der Türkei (Kirka) und in Kalifornien vor, wo 1872 die ersten Lagerstätten im Death Valley entdeckt und abgebaut wurden. Auch heute noch befindet sich das weltweit größte Vorkommen in Kalifornien (Rio Tinto Borax Mine in Boron, Death Valley, Searles Lake, Borax Lake), was die USA neben der Türkei zu den Hauptförderern macht. Experten meinen, dass die Reserven in Boron bis 2050 reichen werden. Weitere Vorkommen liegen in China, Indien und der Ukraine, Argentinien (Tincalayu, Loma Blanca), Peru, Kasachstan und Tibet. (vgl. LAST 2012: 11, chemie.de, AMELINGMEIER 2014, EARTHCLINIC 2018).

Neben Borax sind Ulexit, Boracit und Kernit noch wichtige Bormineralien. Heute wird Borax überwiegend aus dem kristallwasserärmeren Mineral Kernit gewonnen. (vgl. chemie.de, wissen.de)

Borax besteht zu 11,3 % und Borsäure zu 17,5 % aus Bor. Ein Teelöffel voll Borax sind ungefähr 4-6 Gramm. Ein Gramm Borax enthält 11,3% Bor, 1/4 Teelöffel 113 Milligramm Bor. (vgl. EARTHCLINIC 2018) Die einfachste chemische Bezeichnung für Tinkal ist Natriumborat und es ist das Natriumsalz der schwachen Borsäure. Die Borsäure ist die einfachste Sauerstoffsäure des Bors (Borverbindung). Mit Salzsäure reagiert Borax im Magen zu Borsäure und Natriumchlorid. In Wasser gelöstes Borax hat einen pH-Wert von 9-10 und ist somit alkalisch. Wird das Mineral erhitzt, verliert es Teile seines Kristallwassers (im kristallinen Festkörper gebunden), bis es bei 400 C wasserfrei ist und zu Natriumtetraborat wird. Bei 878 C schmilzt es. Wird Borax zu schnell erhitzt zerfällt es bei ca. 75 C. (vgl. LAST 2012: 11f., chemie.de)

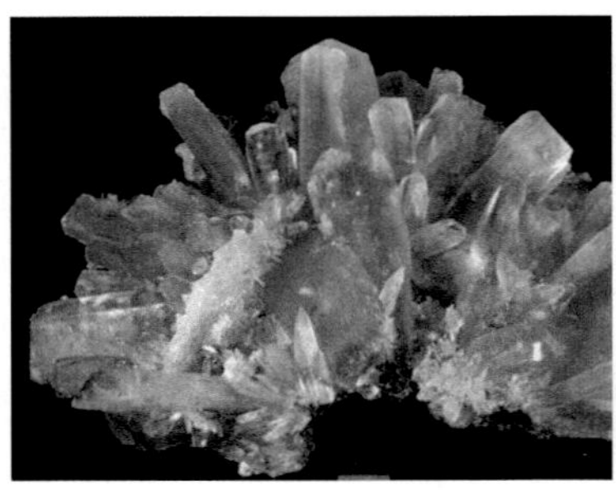
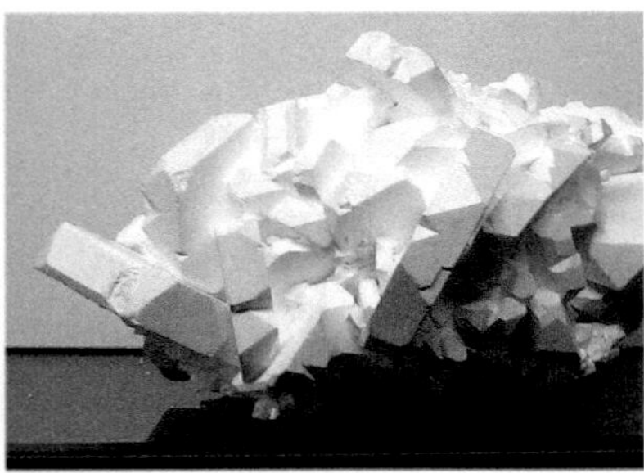

Abb. 1 und 2: Borax-Kristalle
(Quelle: mineralienatlas.de, skywalker.cochise.edu)

Zusatzinformationen über Bor und Borsäure:

Fsv ist ein seltenes Element mit Eigenschaften von Halbmetallen, das in der Natur nur in Form von Sauerstoffverbindungen in einigen Lagerstätten vorkommt und dessen Abbau sehr lohnend ist. Es ist das einzige Nichtmetall unter den Mikronährstoffen. Borverbindungen sind schon seit Jahrtausenden bekannt. In Ägypten z.B. wurde das Mineral Natron, das unter anderem auch Borate enthält, zur Mumifikation benutzt, und im chinesischen Kaiserreich wird seit dem 4. Jahrhundert Boraxglas verwendet. Im antiken Rom wurden Borverbindungen ebenfalls zur Herstellung von Glas verwendet. Am häufigsten kommt Bor in Glimmern und im Mineral Turmalin (ca. 10% Bor) gebunden vor. Durch Verwitterung dieser Minerale wird das Bor u.a. in Form von Borsäure freigesetzt. Die Löslichkeit des Elements hängt mit dem pH-Wert im Boden zusammen. In marinen Tonen werden mit ungefähr 200 mg/kg die höchsten Bor-Werte erreicht, denn das Meerwasser hat ebenfalls einen hohen Borgehalt (im Mittel 4,6mg/l). Bor ist sehr strahlungsreaktiv und für Lebewesen der einzige nutzbare Neutronenfänger. (vgl. FISCHER 2008: 7, 13, chemie.de)

Amorphes Bor ist ein braunes oder schwarzes Pulver oder eine glasige, undurchsichtige Masse, kristallines Bor kommt in mehreren allotropen Modifikationen vor. Große Bor-Lagerstätten befinden sich in der Türkei, den USA (in Kalifornien und in der Mojave-Wüste) und Argentinien. Dort wird Colemanit, Borax und Kernit abgebaut. (vgl. chemie.de, SITZMANN 2011, LAST 2012: 11).

Kernit und Borax sind die wichtigsten Ausgangsmaterialien für die Herstellung von Borsäure. In geringen

Mengen ist elementares Bor nicht giftig. Borane (Borwasserstoffverbindungen) sind allerdings hochgradig toxisch.

Am wirtschaftlich wichtigsten ist das Borax. Unter anderem wird Bor für Raketentreibstoffe und pyrotechnische Mischungen eingesetzt, in Bor-Nitrat-Gemischen als Zünder für Airbags, als Legierungszusatz, zur Desoxidation von flüssigem Kupfer und zur Härtung von Metalloberflächen. Borfasern stärken Bau-teile von Flugzeugen, Raumkapseln oder Sportgeräten. (vgl. chemie.de, SITZMANN 2011)

Borsäure (H3BO3) bildet schuppige, farblos-glänzende Kristalle und ihre Salze werden Borate genannt. Sie ist wasserlöslich (Borwasser) und löst sich auch in Ethanol und Glycerin. Die Lösung in Wasser ist schwach sauer.

Das weltweit größte Vorkommen an Boraten befindet sich mit 72% ebenfalls in der Türkei (Kirka) und in Boron (Kalifornien). (chemie.de, FISCHER 2008: 15) Ähnlich wie Borax löst die Borsäure Metalloxide auf.

Da die schwache Säure flüchtig ist, kann sie in den Fumarolen und Soffionen der italienischen Vulkangebiete gefunden werden. Soffionen sind ca. 200 C heiße Ausdampfungen aus Erdspalten in der Toskana. Aus diesen heißen Wasserdämpfen wird die Borsäure in Form von dünnen Plättchen des Minerals Sassolin (in Sasso, Toskana) abgelagert bzw. eingedampft. Durch den Wind kann sie mit dem versprühten borhaltigen Meerwasser und in gasförmiger Form weitertransportiert und über Niederschläge in den Boden gelangen. (vgl. LIEBREICH 1899: 2, FISCHER 2008: 15, RÖMPP: 2002)

Daneben wird Borsäure freigesetzt, wenn Borax mit Salz- oder Schwefelsäure beträufelt wird. Jährlich werden weltweit mehr als 200.000 Tonnen Borsäure hergestellt. Also entweder wird die Borsäure aus dem Borax gewonnen, oder aus den Soffionen.

Früher wurde die Borsäure und ihre Salze zur Konservierung von Lebensmitteln wie u.a. Margarine, Butter, Flüssigeigelb, Garnelen, Krabben und Zitrusfrüchten eingesetzt. Da die antimikrobielle Wirkung aber im Vergleich von anderen Konservierungsmitteln relativ gering war, musste sehr viel verwendet werden. Heute wird Borsäure aufgrund ihrer gesundheitlichen Bedenklichkeit kaum mehr verwendet. Daher ist sie nur noch als Konservierungsmittel (E284) für echten Kaviar (Störrogen) zugelassen. Die Behörden gehen von kleinen Verzehrmengen aus, sodass sie keine Bedenken geäußert haben. Die Höchstmengenbeschränkung ist 4 g/kg (Summe aus Borsäure und Borax). Borwasser (wässrige Lösung aus Borsäure) und Borsalbe sind milde Desinfektionsmittel z.B. bei Augenentzündungen. 1984 wurden borsäurehaltige Medikamente vom damaligen Bundesgesundheitsamt zurückgerufen, seitdem ist Borsäure und ihre Ester und Salze nur noch zur Pufferung von Augentropfen, in Kosmetika und in homöopathischen Verdünnungen (Globuli gegen Ängste) zugelassen. (vgl. chemie.de, HABERMEYER & SITZMANN 2011, zusatzstoffe-online.de 2013) Borsäure wird bei der Herstellung von Porzellan und Emaille, sowie anderen Bor-Verbindungen benutzt und ist in Flammschutzmitteln und Beizen enthalten.

Interessant ist, dass Borsäure zur Berechnung historischer CO_2-Gehalte benutzt werden kann. Bei einem sauren pH-Wert wird Bor in Borsäure eingebaut, verändert sich das saure Milieu nun hin zu einem alkalischen, wird die Borsäure zu Borat, das wiederum fossile als auch rezente Einzeller für den Aufbau ihrer Schalen benötigen. Anhand dieses Verhältnisses kann nun festgestellt werden, zu welcher Zeit welcher pH-Wert in einem Gebiet vorlag. Weil die Schalen dieser Einzeller und Muscheln den größten Teil des marinen Sediments bilden, können einfach Sedimentkerne entnommen und im Labor auf beide Bor-Isotope untersucht werden. Die Ergebnisse gehen mit denen aus in Eiskernen eingeschlossenen Luftblasen einher.

Um Feuerschalen oder Pois für Feuershows einzufärben, wird ebenfalls Borsäure benutzt, da sie zusammen mit Methanol eine grüne Flamme hervorruft.

Ebenfalls wird die Säure als Konservierungsstoff in der Kosmetik verwendet, da sie ein mildes Antiseptikum ist. Außerdem in der Gerberei, zum Steifen der

Dochte in der Kerzenindustrie, zur Trennung von Zuckern und als Zusatz zu Schmierstoffen etc. (vgl. chemie.de, HABERMEYER & SITZMANN 2011, FISCHER 2008: 15)

03. Borax zur Anwendung im Bereich Haushalt, Industrie und Chemie

Borax ist die wirtschaftlich wichtigste Verbindung von Bor. Seine Eigenschaften machen es zu einem beliebten Zusatzstoff in der Industrie, bei chemischen Prozessen, aber auch im Haushalt.

3.1 Im Haushalt

Borax ist ein kraftvolles, ökologisches Reinigungs- und Desinfektionsmittel. Besonders häufig ist es in Seifen, in Wasserenthärtern (alkalischen pH-Wert von 9,3) und als Perborat in Waschmitteln enthalten und kann mit in die Waschmaschine gegeben werden. Schon seit 1891 ist das Mineral ein sehr effektiver Fleckenentferner (Wein- und Kalkflecken) und frischt verblasste Farben auf. Es macht die Wäsche weich, auch ohne, dass Weichspüler dazugegeben werden müssen. Bei der Reinigung des Badezimmers ist es ebenfalls wirkungsvoll gegen Kalkflecken. Dafür werden Handschuhe empfohlen.

Es entfernt Matratzengerüche und säubert Backgeschirr.

Borax ist ein effektives Insektizid (z.B. gegen Ameisen) und Pestizid, z.B. gegen Räude bei Hunden und Läuse und Milben beim Menschen.

In der Kosmetik ist das Mineral beispielsweise zu einer beliebten Shampooalternative zu den herkömmlichen Shampoos und Pflegemitteln geworden, die voll von Chemikalien sind. Die Auswirkungen (Allergien, Reizungen) dieser Vielzahl an chemischen Stoffen haben viele Menschen dazu bewogen, sich eine Alternative für die Haarpflege zu suchen. Aufgrund seiner Alkalität und die Wirkung gegen Pilze kann es auch gut Heilung für chronische Kopfhautleiden bringen.

Herstellung von „Borax-Shampoo“: Um Borax für die Haarpflege zu benutzen, wird eine Tasse Borax in etwa 3,8 Liter reinem Wasser gelöst. Eine Tasse dieser Lösung wird anstatt Shampoo auf das Haar gegeben. Dabei muss darauf geachtet werden, dass sie auf die Kopfhaut gelangt. Ein paar Minuten einwirken lassen und dann ausspülen. Möglicherweise muss die Borax-Lösung nicht mehr als ein oder zwei Mal in der Woche genutzt werden. (vgl. EARTHCLINIC 2018)

Außerdem wird Borax vorbeugend als Holzschutzmittel und Zusatzmittel für Putze (z.B. zur Vorbeugung und Beseitigung von Schimmel) und gegen Pilzbefall verwendet. Entweder die betroffenen Stellen werden direkt behandelt, oder Bor wird in neuen Putz untergemengt. Holz, das mit Bor behandelt wurde, erhält dadurch einen Flammschutz. Das muss wohl der Grund sein, warum es Bäume gibt, die Waldbrände überleben, weil sie im Stamm und in der Rinde Bor anreichern.

Als Lebensmittelzusatzstoff hat Borax die Bezeichnung E285 und ist zusammen mit Borsäure ebenso ausschließlich für echten Kaviar zugelassen. (vgl. EARTHCLINIC 2018, zusatzstoffe-online.de 2013, chemie.de, AMELINGMEIER 2014, FISCHER 2008: 15)

3.2 Als Rohstoff und in der Industrie

Selbstverständlich ist Borax ein wichtiger Stoff, bzw. das Ausgangsmaterial zur Herstellung von Borsäure und zur Gewinnung von Boraten und anderen Borverbindungen. Es wird zur Herstellung von Gläsern mit einer hohen Festigkeit, für Glasuren (Steingut, Keramik, Glas, Porzellan) und bei der Emailproduktion gebraucht, als Düngemittel, in der Kosmetikindustrie (in Seifen, Pudern, Cremes, Hautpflegemittel) und für Brems- und Kupplungsbeläge. Als Antioxidationsmittel wird es als Flussmittel beim Hartlöten von Edelmetallen, als auch beim Feuerschweißen und Schmieden genutzt aufgrund seiner oxidablösenden Wirkung. Bor-Silikat-Fasern dienen zur thermischen Isolierung. Außerdem ist Borax eine der Grundsubstanzen beim Herstellen das bei Kindern sehr angesagten Spielzeugs Slime. (vgl. SITZMANN 2011, AMELINGMEIER 2014, chemie.de, FISCHER 2008: 15)

3.3 In der Chemie

In der Chemie wird Borax zum Nachweis verschiedener Stoffe genutzt. Wird das Mineral geschmolzen, so lösen sich viele Metalloxide, die eine charakteristische Färbung haben, wobei die verschiedenen Färbungen die Kationen nachweisen. Grüne Färbung von Flammen z.B. weist Methanol nach und entsteht, wenn Borax mit Methanol verbrannt wird. Wenn diese Schmelzen abkühlen bilden sie glasige Perlen, sogenannte Boraxperlen. Zugleich wird Borax als Farbstoff in der Mikroskopie und für Pufferlösungen verwendet. Schon seit Jahrhunderten braucht man es in der Goldschmiedekunst zum Schmelzen und Löten. (vgl. chemie.de, AMELINGMEIER 2014)

Die Kristallstruktur von Borax

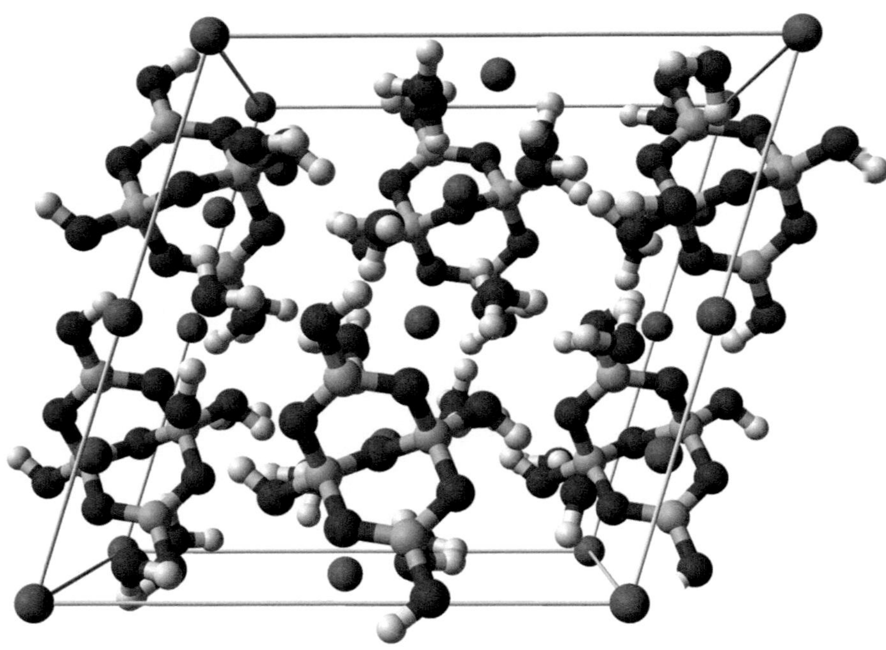

Quelle: Autor John Mills
https://commons.wikimedia.org/wiki/File:Borax-unit-cell-3D-balls.png

04. Die Bedeutung von Bor

Wird aus einem Turm von Blöcken ein Block herausgezogen, besonders einer der Fundamente, so schadet das der Stabilität des gesamten Turms. Das gleiche geschieht mit dem menschlichen Körper. Alle Prozesse sind abhängig von verschiedenen „Blöcken". Vitamine, Minerale, Enzyme, Aminosäuren usw. sind alle nötig, damit unser Organismus gut funktioniert. Besteht ein Mangel, so sind alle möglichen Abläufe und Prozesse betroffen. Viele Krankheiten, die heute auf der Welt vorkommen, beruhen auf Nährstoffmangel: Bor z.B., ein essentielles Spurenelement und Bestandteil von Borax. Bor hat einen großen Einfluss auf die Gesundheit des Menschen. Es ist wichtig für die Funktion von Hormonen und das Calcium-Magnesium-Gleichgewicht. (vgl.EARTHCLINIC 2018)

4.1 Pflanzen und Bor

Bor und Silizium sind die einzigen nichtmetallischen

Mikronährstoffe von Pflanzen. Bor besitzt von allen nicht gasförmigen Elementen den kleinsten Atomdurchmesser, hat deshalb ein gutes Durchdringungsvermögen und es ist die einzige Substanz, die bei Verdunstung mit dem Wasser aufsteigt. In regenreichen Gebieten wird Bor besonders stark ausgewaschen. Der Mittelwert des Borgehaltes in Böden in feuchtem Klima liegt bei 30-40 mg/kg. Unter einem pH-Wert von 6 kommt Bor in der Bodenlösung fast ausnahmslos in Form von Borsäure vor. Bei einem pH-Wert höher als 7 wird Bor immer mehr als Anion von der organischen Substanz oder den Tonmineralen absorbiert.

Die geringe Bor-Konzentration in der Bodenlösung beruht auf der starken Adsorption des Elements durch die organische Substanz, Eisen-Oxiden und Tonmineralen.

Nur diese Menge des Bors ist für Pflanzen verfügbar. U.a. Zuckerrüben, Mais, Wein, Baumwolle, Sellerie, Kohlrabi und Blumenkohl sind auf hohe Borgehalte angewiesen. (vgl. FISCHER 2008: 1, 13f.)

1931 wurde entdeckt, dass die Fäule von Rüben von Bormangel herrührt.

Das Spurenelement Bor ist für Pflanzen essentieller Nährstoff und seit der Entdeckung dieser Pflanzenkrankheit begann man nun die Bedeutung von Bor für die Pflanzen allmählich zu untersuchen und zu begreifen.

Steht eine Pflanze unter Bormangel, leidet vor allem ihr Energie- und Kohlenhydrathaushalt, die Stabilisierung der Zellwände, die Atmung, der Phytohormonhaushalt und die Reizweiterleitung im pflanzlichen Immunsystem.

Der Grat zwischen Bormangel und Borüberschuss ist extrem klein. Weltweit kann ein solcher Mangel sowohl auf sauren als auch auf alkalischen Böden entstehen, besonders in trockenen warmen Jahren auf Sandböden oder trockenen tonreichen Böden. Anhaltende Trockenheit senkt die Verfügbarkeit von Bor für die Pflanzen.

Einem Ackerboden mit einem pH-Wert zwischen 5-7 der unter Bormangel leidet reicht schon ein Gramm Borax pro m^2 um den Mangel auszugleichen. Genau aus diesem Grund, dass schon so geringe Mengen Bor einen so großen Einfluss haben können, ließ die Wissenschaftler lange an der Wirkung und der Bedeutung des Elementes zweifeln. Heutzutage ist allgemein bekannt und anerkannt, dass Bor unersetzlich für eine ganze Reihe an Stoffwechseln, Flüssen und Prozessen der Pflanzen ist, z.B. ist das Element unerlässlich für den Calcium-Stoffwechsel, den Ansatz von Blüten, Früchten und Samen und die Vermeidung deren Abwurfs, für den Schutz der Knospen vor Kälte, der Stabilität der Zellwände, den Stoffwechsel von Phosphor, Calcium, Magnesium und Kalium, für die Vitamin-Bildung, die Regulation der Phenolbildung, der Zellteilung und den Wasserhaushalt, sowie besonders für den Kohlenhydratstoffwechsel. Außerdem vernetzt Bor Pektinmoleküle in Zellwänden.

Stehen Pflanzen längere Zeit unter Bormangel, werden

sie brüchig. Bei Hydrokulturen lockert sich die Stabilität der Zellwände schon nach wenigen Minuten. Eine Unterbrechung der Bor-Zufuhr bewirkt eine ebenso schnelle Veränderung des Calciumhaushaltes. (vgl. FISCHER 2008: 1f., 13)

Pflanzen mit einem gesunden Borspiegel können sich besser gegen Schädlinge, wie Parasiten wehren. Bor und auch Calcium reduzieren die Geschwindigkeit mit dem die Eindringlinge in der Wurzel heranreifen.

Nadelwälder in der nördlichen Hemisphäre z.B. sind vom Pilz Heterobasidion annosum, einem Schwamm, gefährdet, der die Wurzeln und das Kernholz der wachsenden Bäume verfaulen lässt. Es wurden viele Fungizide zur Bekämpfung des Befalls ausprobiert und Borate haben gleichbleibend gute Ergebnisse erzielt. Bei einer Versuchsreihe in Schottland wurden nicht infizierte Baumstämme mit unterschiedlichen Konzentrationen behandelt und regelmäßig Proben entnommen. Dabei wurde herausgefunden, dass durch eine etwa vierprozentige Konzentration der

Mittelbereich des infizierten Kernholzes von 22 % auf weniger als 0,5 % reduziert wurde. Ein früheres Experiment zeigte, dass eine fünfprozentige Konzentration die Stämme komplett vor der Infektion schützt. Eine Arbeitskonzentration von 4-5 % bewirkt also eine vollständige Kontrolle der Krankheit. (EARTHCLINIC 2018)

Die Gemüsesorten der Familie Brassica (Kreuzblütler), wie z.B. Kohl, Blumenkohl, Rosenkohl, Raps und Steckrübe in der westlichen Welt und einige Blatt- und Wurzelgemüse aus Indien, Japan und China spielen eine große Rolle in der menschlichen Ernährung. Plasmodiophora brassicae, deren Herkunft ungenau ist, aber so ähnlich wie Protozoen sein könnten, befallen Gemüsesorten der Kreuzblütler und infizieren diese mit der Kohlhernie, einer schlimmen Wurzelkrankheit. Diese Krankheit verformt die Pflanzenwurzeln durch massige Geschwülste, die die Wasser- und Nährstoffaufnahme behindern. Diese extrem deformierten Wurzeln nehmen Kohlenhydrate aus den Blättern und sich entwickelnden Blumen.

Das Laub wird zuerst blaugrün, dann gelb und verwelkt schließlich, sodass die Pflanze an einem Punkt ist, an dem sie nichts mehr retten kann. Das führt zu geringer Qualität und großen Ernteverlusten.

Es ist unmöglich den Parasiten aus den Böden, in denen er fast sein gesamtes Leben verbringt, auszurotten. Einmal angekommen gibt er Milliarden neuer Sporen in den Boden ab. Biologische oder genetisch herbeigeführte Bekämpfungsmethoden gibt es nicht. Traditionelle Methoden wie starke Kalkdüngung, Fruchtwechsel oder bessere Boden Entwässerung haben auch nur begrenzte Wirkungen.

Da kommt Bor ins Spiel. Wie gesagt ist Bor ein essentieller Pflanzennährstoff und Pflanzen mit einem gesunden Wert an Bor widerstehen besser krankheitserregende Organismen. Mit genügend Bor könnten die Korbblütler der Kohlhernie standhalten. In einer Studie einer schottischen Universität fand man heraus, dass Bor und auch Calcium, durch die erhöhte Kalkung, die Rate, in der sich der Parasit in der Wurzel entwickelt und sich in sekundäre, Schaden anrichtende Pilze verwandelt, so stark reduziert, dass keine neue Generation an Parasiten in die Böden gelangt. Bor verhindert nicht die Invasion, sondern verlangsamt den schädlichen Lebenszyklus der Plasmodiophora brassicae. Dadurch schaffen es die Korbblütler ein stabiles effektives Wurzelnetz auszubilden, bevor die Kohlhernie angreifen kann. Experimente legen nahe, dass bei Setzlingen, die mit Bor behandelt wurden, der Ausbruch der Krankheitssymptome eingeschränkt wird und daher die Ernte bis zu einem bedeutenden Maße geschützt wird. Die verschiedenen Spezies der Korbblütler brauchen unterschiedliche Mengen Bor, aber generell sind sie alle verletzlich gegenüber niedrigen Bor-Werten. Deshalb ist eine Ergänzung von Bor sowieso wichtig. (EARTHCLINIC 2018)

Auf Kalkböden, Böden im alkalischen Bereich und bei pH-Werten niedriger als vier ist Bor zunehmend nicht verfügbar. Deshalb spielt Bormangel beim Waldsterben in Hochlagen der Gebirge eine entscheidende Rolle. Obwohl Bor in regenreichen Gebieten stark ausgewaschen wird, wird ein Mangel, abgesehen von den Hochlagen, selbst bei borärmeren Böden erst in Trockenjahren voll ersichtlich, da die aufgenommene Wassermenge die Borzufuhr bestimmt. In sauren Hochmooren kommt es deshalb nicht zu Bormangel, in calciumreichen Niedermooren dagegen hemmen Calcium-Ionen die Aufnahme von Bor. FISCHER berichtet davon, dass er bei stark versauerten Böden (pH: 2,78) selbst mit 7,5 g Borax/m^2 den Borbedarf der Bäume auf einer Versuchsfläche im Schwarzwald kaum decken konnte. Eine Stelle bedarf eine solche Menge Bor, die normale Gartenpflanzen getötet hätte. Dafür erholten sich aber auch die am stärksten geschädigten Bäume wieder. FISCHERS Gips-Basen-Mischung, die aus Bor mit anderen Mitteln zur Bodenverbesserung, Schutz und Wurzelbildung besteht, schaffte es, Schäden kurzfristig rückgängig zu machen. Das in der Mischung enthaltene Bor verwunderte viele Bodenkundler, da in der Literatur nichts vom Zusammenhang zwischen Bor und Waldschäden stand.

1993 zeigten Versuche mit stark versauerten Böden in den USA, dass die Wurzeln von Pflanzen an dem gelösten Aluminium starben.

Dabei hatte das dem Bor sehr ähnliche Aluminium den Platz des Bors in den Wurzeln eingenommen und es verdrängt, aber nicht dessen Funktionen übernommen. Bei ordentlichen Borzugaben wuchsen und erholten sich die Pflanzen trotz des hohen Gehaltes an gelöstem Aluminium wieder. Daraus lässt schließen, dass saure Böden einen erhöhten Bor-Bedarf haben. Nadelanalysen im selben Gebiet ergaben, dass die Bor- und Calciumgehalte eng miteinander korrelieren. Auch hier beeinflusst Bor den Calciumgehalt ebenso stark wie bei an Osteoporose erkrankten Menschen. Das gleiche, nur umgekehrt proportional, gilt für Bor und den Aluminiumgehalt. (vgl. FISCHER 2008: 14f.)

4.2 Menschen und Bor

Der Gebrauch von Bor in verschiedenen Ausführungen in der Medizin, besonders für Augenspülungen geht

schon bis Hippokrates zurück. Borwasser wurde mehrere 100 Jahre erfolgreich bei Augenentzündungen verwendet, Borsalbe wirkte bei Wunden und Geschwüren. Trotz alledem ist die Bedeutung von Bor für Mensch und Tier bis heute nicht richtig bekannt. Nicht nur bei Pflanzen ist es eine Gradwanderung zwischen Mangel und Toxizität an Bor, der Spielraum dazwischen ist äußerst gering.
Deswegen kam es zum Verbot von Borverbindungen in medizinischen Mitteln.

Es wurde keine Körpersubstanz gefunden, in der Bor in einer festen Verbindung eingebunden im menschlichen Körper zu finden ist. Es konnten bisher keine stabilen, natürlichen Borverbindungen nachgewiesen werden. (vgl. FISCHER 2008: 1f., 9)

In der Medizin der westlichen Welt ist die Bedeutung von Bor für Mensch und Tier überwiegend unbekannt geblieben, obwohl 1973 gemachte Beobachtungen an Pflanzen und Zellkulturen darauf hinwiesen, dass eine unkontrollierte Zellteilungsrate aufgrund von Bormangel auch bei Tieren und Menschen auftreten kann und mitschuldig an Tumorbildungen ist. (vgl. FISCHER 2008: 2)

Unter Ärzten ist es bis heute umstritten, ob Bor für uns Menschen lebensnotwendig ist, Einige Forschungsergebnisse legen aber nahe, dass unser Körper es benötigt. (vgl. LAST 2012: 12)

Das entscheidende Merkmal des menschlichen Körpers ist der Fluss der elektrischen Impulse. Ein Leichnam besteht zwar noch aus den gleichen festen organischen Substanzen wie ein lebender Mensch, aber ihm fehlt der Elektronenfluss und genau dieser Stromfluss wird durch Bor, bzw. hauptsächlich der Borsäure begünstigt. Schon bei Beginn der Schwangerschaft wird Bor stark im Fötus angereichert. Babys speichern das verfügbare Bor aus der Nahrung und haben schon im Bauch der Mutter vermehrt Bor zugeführt bekommen.

Deswegen dürfen Kleinkinder kein zusätzliches Bor zu sich nehmen, da es sonst leicht zur toxischen Überdosierung kommt. Mit zunehmendem Alter nimmt der Borgehalt im Körper ab, dafür steigt der Aluminium-Gehalt stark an. Bor wird leicht vom Aluminium verdrängt. Dabei werden drei Bor-Moleküle durch nur ein einziges Aluminium-Molekül ersetzt und gehen dadurch verloren. Aluminium ist Bor chemisch gesehen sehr ähnlich und kann wegen der ähnlichen Bindungstypen zwar die Position dessen einnehmen, aber nicht den Stromfluss zustande bringen bzw. aufrechterhalten.

Anders gesagt, Bor schaltet den Stromfluss ein und damit gewissermaßen das Leben, Aluminium schaltet es wieder aus. Dieselbe Funktion, die Einschaltung des Lebens, besitzt Bor auch bei Pflanzen. (vgl. FISCHER 2008: 2, 6f.)

Obwohl bekannt war, dass der Bor-Gehalt in den menschlichen Knochen fünfmal so hoch ist wie der im Blut, wurde von den Medizinern nicht verstanden, dass offensichtlich Bor auch beim Menschen für die Aufnahme und einen geregelten Stoffwechsel von Calcium, Phosphor und Magnesium nötig ist. Bor befindet sich auch in komplexen Verbindungen mit den Vitaminen C, B2, B6 und D3. Daneben wird es, selbstverständlich in geringen Mengen, für gesundes Muskelwachstum benötigt und spielt im Prozess der Energieverwertung beim Zuckermetabolismus eine lebenswichtige Rolle.

Wird aber zu viel Bor aufgenommen, können schnell toxische Konzentrationen erreicht werden. (vgl. FISCHER 2008: 2f.) Im ganzen Körper verteilt wird das Bor gespeichert, die höchste Konzentration befindet sich in den Nebenschilddrüsen, gefolgt von den Knochen und dem Zahnschmelz. Bor ist sowohl für gesunde Knochen und Gelenke, als auch für die Funktionstüchtigkeit der Nebenschilddrüsen unverzichtbar. Mit dieser Wirkung ist Bor für die Nebenschilddrüsen genauso wichtig ist wie Jod für die Schilddrüse.

Ein Mangel an Bor kann zu einer Hyperaktivität der Nebenschilddrüsen führen, die daraufhin zu viel ihres Hormons Parathormon ausschütten. Dieses Hormon setzt Calcium aus den Knochen und Zähnen frei, dadurch steigt der Calciumspiegel im Blut, was zu

(Gelenk-) Arthrose, Arthritis, Osteoporose und Zahnschäden führt. Hohe Calciumwerte im Körper führen auch zu Verkalkungen, die Muskelverspannungen und Gelenksteifheit verursachen können. Daneben können Arterien und Hormondrüsen verkalken, besonders die Zirbeldrüse und Eierstöcke. Nierenverkalkung und Nierensteine können zu Nierenversagen führen. Bor hilft dem Körper Calcium besser einzulagern und Verkalkungen vorzubeugen. Besonders schädlich für Knochen und Zähne ist Bormangel verbunden mit einem Mangel an Magnesium. Das Element wandelt auch Vitamin D in die aktive Form um.

Probanden berichten auch von einer Stärkung der Sehkraft, des Gleichgewichtssinns und des Gedächtnisses und der Verbesserung von Herzproblemen, Schuppenflechte und der Kognitionsleistung.

In der Krebsforschung spielt Bor ebenfalls eine große Rolle. Der deutsche Krebsforscher Dr. Paul-Gerhard Seeger bewies, dass Krebserkrankungen im Normalfall damit beginnen, dass die Zellmembranen zerfallen.

Deshalb könnte der heute weit verbreitete Bormangel ein Auslöser von Tumorwachstum sein, da Bor sehr wichtig für die Funktion der Zellmembranen ist. Borverbindungen haben tumorhemmende Eigenschaften und sind wirkungsreiche Stoffe gegen Osteoporose und Entzündungen, sind gerinnungshemmend und verhindern Entartungen des Gewebes (vgl. LAST 2012: 12).

Auch an der Reproduktion der DNA-RNA der glucogenen Aminosäure Serin ist Bor beteiligt. Dabei sind über 15 Mio. Transaktionen des DNA-RNA Codes durch Bor nötig, um den Serin-Aufbau durchzuführen. Serin ist fast in allen Proteinen enthalten und viele Enzyme enthalten es in ihrem aktiven Zentrum. Bor stabilisiert Proteine im Zellplasma und beeinflusst den Proteinstoffwechsel und die Enzymaktivität, obwohl das Element gar nicht direkt bei der Bildung und deren chemischer Aktivierung dabei ist. (vgl. FISCHER 2008: 3f.)

Weitere Aspekte über die Wirkungsweise und die Bedeutung des Bors als Heilmittel für verschiedene gesundheitliche Probleme sind im nächsten Kapitel nachzulesen.

Heutzutage treten Bormangelerscheinungen häufig auf, weil der Bedarf an diesem Spurenelement nicht mehr wie früher über die Nahrung gedeckt werden kann. Auch dann nicht, wenn den Borgehalten in den Lebensmitteln mehr Aufmerksamkeit zugebracht würde. (vgl. FISCHER 2008: 16) Bormangel beim Menschen vermindert die Wirkung von Flavonoiden und Vitaminen, hemmt die Enzymaktivität, schwächt das Immunsystem (fördert die Bildung von Antikörpern), mindert die Resistenz gegen Allergien und chronischen Hauterkrankungen, stört den Abbau von Giften, reduziert den Schutz vor Pilzerkrankungen, beeinträchtigt die Funktion vieler Organe, darunter auch die des Herzens, verhindert die Photo-Zellreparatur und senkt die Abwehrfähigkeit gegen Krebs. (vgl. FISCHER 2008: 6)

Unter- oder Fehlernährung, die Einnahme von Medikamenten, Operationen, Chemotherapie und Bestrahlung, Appetitmangel, Alkoholsucht oder chronischer Stress sind mögliche Gründe für einen Mangel an Bor. Darauf reagiert der Körper mit Gelenkschmerzen, Haarausfall, Wadenkrämpfen, verminderter Knochenstabilität oder mit einem geschwächten Abwehrsystem. Meistens hängt ein Bormangel mit dem Mangel anderer Spurenelemente oder Mineralstoffe zusammen, der dann sonstige Symptome hervorruft. (vgl. krank.de)

In Pflanzen und unverarbeiteten Lebensmitteln ist Bor enthalten und ausreichend Obst und Gemüse versorgt den menschlichen Organismus mit etwa 2-5 mg Bor pro Tag. Die enthaltene Menge Bor hängt aber vom Anbau der Lebensmittel ab. Der Einsatz von chemischen Düngern beim Anbau hemmt die Aufnahme des Bor-Minerals aus dem Boden. Das führt dazu, dass ein Apfel, der biologisch in einem Gebiet mit guten Böden gewachsen ist, bis zu 20mg Bor enthalten kann, und einer aus konventioneller Landwirtschaft mit Düngung nur ein Milligramm. Deshalb nehmen die Menschen in westlichen Ländern viel weniger, nämlich nur 1-2 mg Bor pro Tag zu sich. Unter Umständen nehmen Patienten im Krankenhaus womöglich nur 0,25 mg pro Tag ein. Vor fünfzig Jahren war das noch ganz anders. (vgl. LAST 2012: 12)

Neben dem schlechten Anbau, chemischen Zusätzen und dem Verzehr von schlechten Lebensmitteln, führt auch die Zubereitung, z.B. ungesundes Garen, zum Verlust von Bor in der Nahrung. Die meisten Mineralien aus dem Gemüse werden sowohl Zuhause, als auch in der Industrie mit dem Kochwasser weggeschüttet und Phytinsäure in Getreide, Backwaren und Hülsenfrüchten kann das Vorhandensein von Bor stark einschränken. Gluten-Unverträglichkeit und Hefepilze (Candida) verhindern die Mineralstoffaufnahme. (vgl. LAST 2012: 12) Aufgrund von ausgewaschenen Böden und der intensiven Düngung ist in den Nahrungsmitteln nur noch ein Fünftel der Menge an Bor im Vergleich zu vor 30 Jahren enthalten. (vgl. FISCHER 2008: 13)

Nahrungsmittel mit hohem Borgehalt:	Werte in mg/ 100 g				
Rogen des Herings	400 - 500	Mandeln	2,9 –3,8	Moosbeeren	1,3
Austern	100 - 400	Kakao	3,4	Rosinen	1,2
Kaviar	88,5 - 92,5	Gurken	1,8 – 4,6	Datteln	1,0
Milcher des Herings	90,0	Zwiebeln, Sellerie	3,0 – 4,5	Avocado	1,0
Hirn Kaninchen	16,8 – 47,2	Haselnüsse	2,2	**Zum Vergleich:**	
Feldsalat	27,5 – 35,0	Erbsen gelb	1,3 – 2,3	Kartoffeln	0,10
Blütenhonig	bis 25,0	Rote Beete	2,1	Weizenbrot	0,09
Quitten	8,6 – 17,4	Rettich, schwarz	2,1	Nudeln	0,08
Löwenzahn	8,5 – 16,0	Chicoree	2,1	Ei	0,07
Pfirsiche	5,1-8,7	Johannisbeere rot	1,9	Camembert	0,06
Champignon	4,9 – 5,8	Weizenkeime	1,7	Fleisch	0,04
Bäckerhefe	5,4	Tee schwarz	1,6	Heringfilets	0,04
Kohlrübe (Steckrübe)	2,5-6,7	Johannisbeere schwarz	1,3	Milch	0,03

Abb. 3: Lebensmittel mit einem hohen Gehalt von Bor (Quelle: FISCHER 2008: 5)

Gifte wie z.B. gelöstes Aluminium, gechlortes oder fluoriertes Wasser, chlorhaltige Antibiotika oder hochprozentiger Alkohol bzw. hoher Alkoholkonsum (außer Rotwein) lösen Bormangel aus. Chloriertes Trinkwasser verschuldet heftigen Bormangel. Selbst verschlucktes Wasser im Schwimmbad kann neben roten Augen auch zu Allergien und nach und nach einsetzenden Problemen führen. So entstandener Bormangel kann nicht durch eine normale Ernährung gedeckt werden. Für die Ausscheidung und Unschädlichmachung einer großen Menge an Schadstoffen braucht der Körper Bor in Verbindung mit Calcium.

Nahrungsmittel mit einem hohen Borgehalt sind Löwenzahn, (Steck-) Rüben, Hülsenfrüchte, Hering-Rogen, Austern, Kaviar, Quitten, Blütenhonig, Gurken, Champignons, Datteln, Mandeln, Pfirsiche, aber auch Rotwein, Rote Beete, schwarze Rettiche, Chicorée, Johannisbeeren oder Lapacho-Tee. Vollkorn hingegen ist sehr Borarm, nur die Keime enthalten Bor. Bei Tieren ist das Bor fast komplett in den Knochen eingelagert und nur Raubtiere oder Hunde können es nutzen. Fleisch an sich ist äußerst Borarm. Calciumpräparate sollten immer mit Bor eingenommen werden, denn Bormangel erschwert die Aufnahme von Calcium, der deshalb mit Calciummangel verknüpft ist.

Gewöhnlich nehmen erwachsene Menschen über die Nahrung 1-2 mg Bor täglich auf, aber die erforderliche Menge an Bor pro Tag kann 9-12 mg betragen. Also wesentlich mehr als in der westlichen Welt im Durchschnitt aufgenommen wird.

Mit dem Urin wird ein großer Teil Bor wieder ausgeschieden werden. Dabei können wiederum Gifte und chloriertes Wasser die ausgeschiedene Menge an Bor beträchtlich erhöhen. (vgl. FISCHER 2008: 5, 16)

Über die Menge an Bor, die täglich sowohl natürlich über die Nahrung, als auch zusätzlich über Präparate eingenommen werden sollte, gibt es verschiedene Angaben. Die WHO z.B. empfiehlt eine Tagesdosis von 1-2 mg Bor. Für Trinkwasser gilt die maximale Menge von 2,4 mg/l. Die EPA Behörde der USA hat einen täglichen Grenzwert von 0,2 mg pro Kilogramm Körpergewicht festgelegt. Die Deutsche Gesellschaft für Ernährung hat bisher keine Angaben gemacht. (vgl. krank.de)

Wie Borverbindungen vom Körper wieder ausgeschieden werden, darüber gibt es in der Literatur verschiedene Meinungen. LAST behauptet, dass sie sehr schnell und fast komplett mit dem Urin wieder ausgeschieden werden. (vgl. LAST 2012: 11)

Auf www.zusatzstoffe-online.de steht, dass Bor nur sehr langsam ausgeschieden und in den Geweben angereichert wird. (vgl. zusatzstoffe-online.de 2013)

Und FISCHER behauptet, der Darm nimmt das Bor fast vollständig auf und es wird im Körper angereichert. (vgl. FISCHER 2008: 3)

LIEBREICH formuliert es so: „Die Borpräparate verweilen im Organismus durchaus nicht auffällig lange, sondern werden in normaler Weise, wie die meisten anderen Substanzen, aus dem Organismus ausgeschieden."

Arbeiten die Nieren nicht richtig, kann Bor im Organismus zurückbleiben. Dasselbe passiert auch bei allen anderen Substanzen, sowohl eingenommene, als auch vom Körper selber produzierte. Bleibt Borsäure im Körper zurück, kommt es selbst bei Nierenkranken zu keinen weiteren Gesundheitsschädigungen. (vgl. LIEBREICH 1902: 14)

Schaubild zu Symptomen bei Bor-Mangel

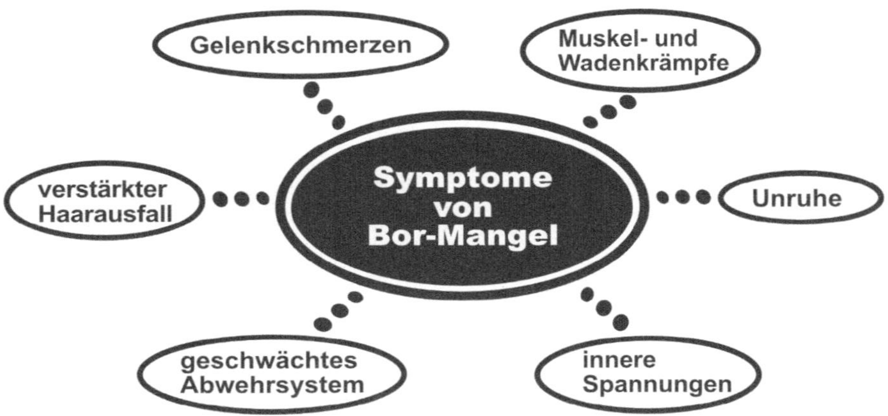

Quelle: https://www.wolfs-apotheke.de/
gesundheitsbibliothek/index/bor/

05. Borax zur Anwendung als natürliches Heilmittel

Es mag überraschend klingen, aber Borax wird auch als natürliches Heilmittel für eine Vielzahl von gesundheitlichen Problemen verwendet.

Das enthaltene Bor macht Borax zu einem wirkungsvollen medizinischen Mittel gegen verschiedene gesundheitliche Leiden. Es ist ein natürlicher Stoff, der wie Salz abgebaut wird. Heutzutage fehlt vielen Menschen die natürliche Bor-Zufuhr über die Nahrung. Gesunde Bor-Werte können viele Leiden verbessern. Einige gesundheitliche Probleme entstehen, weil der Körper zu sauer ist. Borax ist sehr basisch und kann den pH-Wert im Körper regulieren.

Einige Gesundheitsprobleme, die von Borax profitieren: Arthritis, Osteoporose, Arthrose, Calcium-Einlagerung, Lupus, Autoimmunerkrankungen, hormoelles Ungleichgewicht, Pilze/Candida, Flechte, Schlaflosigkeit, raue Haut. (vgl. EARTHCLINIC 2018)

Den Anfang machte Dr. Rex Newnham mit seiner Arthrose-Kur. Der Osteopath und Naturheilkundler erkrankte in den 1960er Jahren an Arthrose und da konventionelle Medizin bei ihm keine Wirkung zeigte, nutzte er sein biochemisches Wissen und fand die Ursache der Erkrankung. Damals arbeitete er an der Universität von Perth als Boden- und Pflanzenkundler und ihm fiel auf, dass die Pflanzen in der Gegend unter starken Mineraldefiziten litten. Bor unterstützt den Calciummetabolismus von Pflanzen. Daraufhin unterzog er sich einem Selbstversuch und nahm 30 mg Borax pro Tag ein. Innerhalb von nur drei Wochen waren seine Symptome, die Schmerzen, die Schwellungen und die Gelenksteifheit weg. Er wollte diese Entdeckung verbreiten, doch Gesundheitsbehörden und Hochschulen interessierten sich nicht für die Neuigkeit.

Dafür aber waren andere Patienten sehr begeistert. Aus der Angst einiger Patienten heraus, etwas aus einer Packung einzunehmen, auf der eine Giftwarnung stand und was eigentlich gegen Ameisen und Kakerlaken gedacht war, ließ Newnham schließlich sichere Tabletten mit einer wirksamen Menge an Borax herstellen.

Nur über Mundpropaganda beworben, verkaufte er in den folgenden Jahren 10.000 Flaschen pro Monat und als er der großen Nachfrage alleine nicht mehr gerecht werden konnte, wollte er einen Medikamentenhersteller mit der Vermarktung beauftragen.

Diese Firma befürchtete aber, dass durch Newnhams günstige Borax-Tabletten teurere Medikamente vom Markt verdrängt und die Gewinne der Pharmaindustrie sinken würden. Repräsentanten der Pharmaindustrie in den australischen Gesundheitsausschüssen schafften es 1981 eine Verordnung durchzusetzen, die Bor mitsamt seinen Verbindungen für giftig erklärte, egal in welcher Konzentration das Element enthalten war. Deshalb musste Dr. Newnham 1.000 Dollar Strafgeld wegen dem Verkauf von angeb-lichen Giftstoffen zahlen und die Verbreitung seines Borax-Arthrosemittels wurde in Australien gestoppt. Dies belegt, wie groß die Angst der Pharmaindustrie vor finanziellen Verlusten war.

Aus diesem Anlass publizierte er in den folgenden Jahren mehre wissenschaftliche Artikel über Borax und dessen Wirkung auf Arthrose. Ein Artikel handelt von einem in der Mitte der 1980er Jahre durchgeführten Versuch am Royal Melbourne Hospital, bei dem sich bei 70 % der Teilnehmer die Symptome deutlich verbesserten. Daneben erreichte die Gruppe, die mit Placebos behandelt wurden nur eine Verbesserung von 12 %. Dabei gab es keine unerwünschten Nebenwirkungen, stattdessen berichteten einige Patienten, dass sich ihre Herzprobleme ebenfalls gebessert hätten. Insgesamt fühlten sich alle besser und waren weniger müde.

Weiter forschte Dr. Newnham am Zusammenhang zwischen Arthrose und dem Borgehalt des Bodens. z.B. entdeckte er, dass die Böden auf den Inseln, auf denen traditionell Zuckerrohr angebaut wird, durch anhaltenden massiven Düngereinsatz sehr wenig Bor enthalten. Er fand heraus, dass auf Jamaika, wo die niedrigsten Bor-Werte im Boden gemessen wurden, 70 % der Bevölkerung unter Arthrose litt, auf Mauritius waren es gerade mal 50 %. Die Menschen dort nehmen weniger als ein Milligramm Bor pro Tag zu sich. Daraus kann geschlossen werden, dass Arthritis in Ländern mit Borarmen Böden häufiger vorkommt.

Auf den Fidschi-Inseln unterscheiden sich die Werte von der indigenen und der eingewanderten indischen Bevölkerung. Unter den indischen Einwohnern wird die Arthroserate auf etwa 40 % geschätzt, da sie viel Reis aus konventioneller Landwirtschaft mit viel Düngung zu sich nehmen. Die Indigenen ernähren sich hauptsächlich von privat und ohne Dünger angebautem Wurzelgemüse.
Unter ihnen herrscht eine Arthroserate von 10 %.

In den USA, Australien, Neuseeland und England enthalten die Böden normalerweise eine durchschnittliche Menge Bor und die Menschen nehmen ca. ein bis 2mg Bor pro Tag zu sich, der Anteil an Arthrose erkrankten liegt bei ungefähr 20%. Quellen mit hohen Borgehalten in Australien und Neuseeland gelten als heilsam bei Arthrose und nur ein Prozent der Menschen in diesen Gegenden leidet an dieser Erkrankung.

Eine sehr niedrige Arthroserate hat Israel, dort leiden nur 0,5-1 % der Menschen und sie nehmen schätzungsweise 5-8 mg Bor pro Tag zu sich. LAST meint, dass dort alle Heilbäder für Gelenkerkrankungen sehr hohe Bor-Werte haben. (vgl. LAST 2012: 13)

5.1 Bor und Arthrose, Osteoporose

Bormangel könnte der größte Faktor bei der Entstehung von Osteoporose und Zahnschäden sein. Ist zu wenig Bor vorhanden, wird zu viel Calcium und Magnesium mit dem Urin ausgeschieden. Der tägliche Verlust von Calcium ließe sich mit Borax um annähernd 50 % reduzieren. Laut Vermutungen sind weltweit eine von drei Frauen und einer von zwölf Männern über 50 Jahren an Osteoporose erkrankt. Daraus resultieren Millionen Knochenbrüche jährlich.

Über Knochenanalysen wurde entdeckt, dass Gelenke, die von Arthrose befallen sind, und die angrenzenden Knochen nur halb so viel Bor enthalten wie gesunde Gelenke. Auch die Flüssigkeit, die Gelenke „schmiert“ und die Knorpel mit Nährstoffen versorgt, weist dann einen niedrigen Borgehalt auf. (vgl. LAST 2012: 13, 14) Zusätzliches Bor macht die Knochen härter und Knochenbrüche heilen sowohl bei Menschen, als auch bei Tieren in der Hälfte der Zeit. Ein anderer Effekt, der an der Verbesserung der Knochenqualität beteiligt ist, ist der, dass das Knochenwachstum durch einen ausgeglichenen Sexualhormonspiegel stimuliert wird.

5.2 Bor und die Sexualhormone (Testosteron, Östrogen)

Bor beeinflusst auch den Metabolismus der Sexualhormone. Es erhöht den Testosteronspiegel der Männer und den Östrogenspiegel der Frauen während den Wechseljahren. (vgl. LAST 2012: 12, 14)

Bor kann die Wirkung von Östrogen und Testosteron nachahmen und verstärken. (vgl. FISCHER 2008: 3) Ein niedriger Östrogenspiegel ist wahrscheinlich einer der Hauptgründe für die hohe Rate an älteren Frauen, die an Osteoporose leiden. Da bei Männern der Testosteronspiegel langsamer sinkt, entwickelt sich bei ihnen auch erst später diese Alterserkrankung. Bei Forschungen wurde herausgefunden, dass die ergänzende Aufnahme von Bor den Blutspiegel der Östrogene von Frauen in den Wechseljahren auf das Doppelte erhöht. Das gleiche geschah mit den Testosteronwerten, auch diese stiegen bis auf mehr als das Doppelte an.

Wird der Körper mit einer Hormonersatztherapie behandelt, kann sich das Brust- und Endometriumkrebs-Risiko (Gebärmutterkrebs) erhöhen. Werden die Hormone aber vom Körper selbst gebildet, wie es bei der Einnahme von Bor der Fall ist, passiert dies offenbar nicht. Bisher gibt es keine Hinweise darauf, dass Bor den Östrogenspiegel über den normalen Wert anhebt. Der ausgleichende Effekt des Elementes Bors auf den Sexualhormonspiegel erinnert an die Wirkung der Macawurzel. Diese Wurzel wirkt auf die Hypophyse und erhöht auf diese Weise den Hormonspiegel. Es wirkt stimulierend und ausgleichend. Bei Männern zwischen 29 und 50 Jahren stieg nach einer Woche Behandlung mit ca. 100 mg Borax täglich der Blutspiegel des freien Testosterons um ein Drittel an. Dies ist ausgesprochen interessant für den Muskelaufbau beim Bodybuilding. (vgl. LAST 2012: 14f.)

In der gewöhnlichen Schulmedizin wird Prostatakrebs mit einer Senkung des Testosteronspiegels behandelt, aber Versuche mit Bor haben gezeigt, dass ein erhöhter Testosteronspiegel sogar besser ist, weil er die Tumore schrumpfen lässt. Dabei sinkt auch der Blutspiegel eines Antigens, das als Indikator für Entzündungen und Tumore in der Prostata gilt. LAST empfiehlt auch bei östrogensensitivem Brustkrebs Bor und Maca. (vgl. LAST 2012: 15)

Die Ergebnisse einer Studie aus den USA mit Frauen in der Menopause ergaben, dass wenn stetig wenig Bor aufgenommen wird (etwa 0,25 mg pro Tag) sehr viel mehr Calcium und Magnesium mit dem Urin ausgeschieden wird.

Besonders mit Bormangel treten die Begleiterscheinnungen der Menopause, Übergewicht, veränderter Stoffwechsel, Depressionen, Hitzewallungen stark auf.

Schon nach acht Tagen mit einer täglichen Dosis an Borax von nur drei Milligramm Natriumborat verringerte sich die Ausscheidung um 40 %. Das kommt daher, weil Bor den Proteinabbau hemmt. Dabei kann der Abbau der Proteine in den Knochen gebremst werden. Bor aktiviert ein spezifisches Enzym (Hydroxylase), das für die Bildung von Hydroxy-Vitamin D3 und Östrogenen notwendig ist. Nach acht Tagen mit der Einnahme von Bor wiesen die Frauen schon einen deutlich erhöhten Hormonspiegel auf.

Ein erhöhter Sexualhormonspiegel durch Bor-Supplementierung ist auch für eine verbesserte Gedächtnis- und Kognitionsleistung von älteren Menschen verantwortlich.

Selbst diese Erkenntnis hatte keinen Einfluss auf das Bor-Verbot im medizinischen Bereich in Deutschland. Bormangel erhöht Vitamin-D Mangel, was wiederum einen sowieso schon zu hohen Calciummangel weiter verschlimmert. (vgl. FISCHER 2008: 3, vgl. LAST 2012: 15)

5.3 Bor und Arthritis

Bor bewahrt Knochen, Gelenke und Nervenzellen. In Ländern mit geringen Bor-Werten im Boden, z.B. Jamaika oder Mauritius, kommt Arthritis häufiger vor. Die Menschen in diesen Ländern nehmen täglich nur ein bis zwei Milligramm Bor zu sich, wohingegen Länder, die ungefähr fünf bis zehn Milligramm pro Tag einnehmen, ein sehr geringes Vorkommen an Arthritis haben. (vgl. FISCHER 2008: 5)

Borax bzw. Bor hilft auch bei rheumatischer und juveniler Arthritis und der Lupus Erkrankung. Newnham konnte innerhalb von nur zwei Wochen ein neun Monate altes Mädchen von ihrer juvenilen Arthritis heilen. Generell konnten die Patienten innerhalb von ein bis drei Monaten von den Schmerzen, der Gelenksteifheit und den Schwellungen geheilt werden. Danach kann die Einnahme von drei Tabletten a drei

Milligramm pro Tag auf eine zur Erhaltung des Effektes reduziert werden, um zukünftig Arthrose zu vermeiden. Oft tritt bei Menschen mit Rheuma in den Gelenken eine Herxheimer-Reaktion auf, was aber laut LAST ein gutes Zeichen sei. Nach weiteren zwei bis drei Wochen sind die Krankheitssymptome überwunden. Bei einer Herxheimer-Reaktion verschlechtern sich zu Beginn die Symptome und die Schmerzen werden stärker. Dabei reagiert der Körper auf das Gift der abgetöteten Erreger (z.B. Candida). Eine solche Reaktion kommt oft bei antimikrobiellen Be- handlungen vor. LAST meint, es sei bemerkenswert, dass bei Osteoarthritis bis zu 30% der Patienten an einer Herxheimer-Reaktion litten. (vgl. LAST 2012: 14)

5.4 Bor als Fungizid

Sowohl Borax als auch Borsäure wirken beide stark desinfizierend v.a. gegen Pilze und Viren, aber nur schwach antibakteriell. Borax ist ein sehr wirkungsreiches Fungizid, die Wirkung setzt bereits bei einer kleinen Menge (75-90mg) ein. (vgl. LAST 2012: 12, 14)

Deshalb wird Borax auch zur Therapie von Kandidose (Infektionskrankheit durch Pilze) eingesetzt.

Laut einer Studie hilft Borsäure sogar gegen medikamentenresistente Candida-Pilze und gegen alle anderen getesteten krankheitserregenden Bakterien. Aufgrund der starken Verdünnung sei eine Spülung nicht wirksam genug gegen Bakterien und resistente Candida, ist aber bei einer normalen Kandidose ausreichend. Effektiver ist Borax gegenüber der Borsäure aufgrund seiner Alkalität. Aus den sonst harmlosen ovalen Hefezellen (Candida) können sich unter Umständen Ketten (Pseudo-Hyphen) und schließlich lange, invasive und fadenförmige Zellstrukturen (Hyphen) bilden, die Entzündungen hervorrufen und die Darmwände schädigen können. Diese können auch das sog. „Leaky-Gut-Syndrom" hervorrufen, bei dem die Darmwand für mikrobielle Produkte und unvollständig verdaute Proteine durchlässig wird. Bei Personen die an Krebs und Autoimmunerkrankungen leiden, werden Pseudo-Hyphen und Hyphen im Blut gefunden. Candida-Pilze bilden auch zähe Biofilmschichten.

Borsäure und Borax können auch hier sowohl der Bildung dieses Filmes entgegenwirken als auch die Bildung von Hyphen aus normalen Candida brem- sen. Solche Prozesse werden durch Antibiotika ver- ursacht und sind Ursache der meisten modernen Erkrankungen. Diese Tatsache macht Borax und Borsäure zu bedeutenden Heilmitteln. (vgl. LAST 2012: 15f.)

Die Ergebnisse eines Gutachtens von 2011 bestätigten auch, dass Borsäure eine sichere und ökonomische Alternative gegen wiederkehrende und chronische Vaginitis ist, besonders dann, wenn konventionelle Behandlungen fehlschlagen. (vgl. IAVAZZO et al. 2011)

Aufgrund der fungiziden Wirkung der Borsäure wurde sie früher zur Konservierung von Lebensmitteln eingesetzt. Bei einer Studie aus der Türkei wurde herausgefunden, dass Borsäure Lebensmittel schützt, die mit Schimmelpilzen, besonders Aflatoxinen, belastet sind. Aflatoxin B1 ist der stärkste Krebserreger, der je getestet wurde. Er verursacht schwere Schäden an der DNA und befällt vor allem Leber und Lunge. Er wirkt immuntoxisch und bewirkt Geburtsfehler und Todesfälle sowohl bei Nutztieren als auch bei Menschen. Die Behandlung mit Borsäure macht die DNA widerstandsfähiger und gegen oxidative Schäden durch Aflatoxin B1. (vgl. LAST 2012: 16)

5.5 Bor und Fluorid, Schwermetalle und Aluminium

Mit Borax kann, ebenso wie mit der ebenfalls in der Kritik stehenden Lugol´schen Lösung der Körper von angesammelten Schwermetallen, Fluorid, Metalloxiden wie Aluminium befreit werden. Fluorid schädigt die Knochen, verkalkt die Zirbeldrüse und führt zu Schilddrüsenunterfunktion. Borax reagiert mit den Fluorid-Ionen zu Bor-Fluoriden, die dann mit dem Urin ausgeschieden werden können. In einer dreimonatigen

Versuchszeit, in der 31 Patienten, die an Skelettfluorose erkrankt waren, mit Borax behandelt wurden, wurde die Dosis langsam von 300 mg auf 1.100 mg (1/5 Teelöffel) pro Tag erhöht, wobei eine Woche im Monat pausiert wurde. Die Verbesserungsquote nach der Behandlung lag zwischen 50 bis 80 %.

Ein Forumsmitglied litt über zehn Jahre an Fibromyalgie und Rosazea, chronischem Erschöpfungssyndrom und Schmerzen im Kiefergelenk. Schon nach zwei Wochen Selbsttherapie mit in einem Liter chlorfreiem Wasser gelöstem 1/8 Teelöffel Borax und 1/8 Teelöffel Meersalz, das sie fünf Tage in der Woche trank, klärte sich ihre Gesichtshaut, die Röte verblasste und ihre Körpertemperatur normalisierte sich. Sie hatte mehr Energie und konnte ihr Übergewicht reduzieren. Als einzige Nebenwirkung trat eine anfängliche Verschlechterung ihrer Rosazea- Symptome auf. (LAST 2012: 16)

5.6 Bor und der Calcium-Magnesium-Stoffwechsel

Magnesium und Calcium sind Antagonisten, aber diese Elemente kooperieren auch miteinander. In den Knochen befindet sich ungefähr die Hälfte des gesamten körpereigenen Magnesiums, die andere Hälfte in den Gewebe- und Organzellen. Im Blut ist nur ein Prozent enthalten. Die Nieren halten den Magnesium-Spiegel konstant, indem mal mehr und mal weniger mit dem Urin ausgeschieden wird.

99 % Calcium steckt in den Knochen und der Rest in der Flüssigkeit, die die Zellen umgibt. Wenn Calcium in die Zellen gerät, kontrahieren die Muskeln und wenn es wieder herausgepumpt wird, entspannen sie sich. Dabei tritt Magnesium an die Stelle des Calciums.

Dieser Pumpmechanismus hat einen hohen Energiebedarf und wenn die Zellen zu wenig Energie haben, kann sich Calcium anreichern. Die Muskeln können sich dadurch nicht richtig und ganz entspannen, versteifen und neigen verstärkt zu Krampfanfällen. Dabei wird auch die Zirkulation des Blutes und der Lymphfluss erschwert. Candida z.B. kann einen solchen Energiemangel auslösen, ebenso einen gestörten Zucker- oder Fettstoffwechsel, Fehlernährung oder angesammelte Stoffwechselprodukte und -gifte.

Das Problem wird schlimmer, je mehr Calcium ins Weichteilgewebe kommt. Auch in Nervenzellen kann sich Calcium anreichern. Hier kommt es zu Störungen bei der Übermittlung von Impulsen. Außerdem ruft ein erhöhter Calcium-Spiegel grauen Star hervor. Mit zunehmender Verkalkung der Hormondrüsen wird die Hormonausschüttung erschwert und die Zellen an ihren Funktionen behindert.

Verkalkung führt auch zu intrazellulärem Magnesiummangel, der wiederum zu einer weniger effizienten und blockierten Energieproduktion führt. Denn Magnesium wird zur Aktivierung einiger Enzyme gebraucht.

Zu viel Calcium schädigt die Zellmembranen, wodurch Nährstoffe schlechter in die Zellen hinein- und Abfallprodukte wieder herausbefördert werden. Wird der Calcium-Wert in den Zellen gar zu hoch, sterben die Zellen ab.

Bor hat große Bedeutung bei der Regulierung der Zellmembranfunktionen, vor allem beim Durchlass von Magnesium und Calcium. Eine solche Anreiche- rung von Calcium in den Zellen kann durch Borman- gel ausgelöst werden. Befindet sich zu viel Calcium in den Zellen, kann das Magnesium nicht hineinge- langen und es ersetzen.

Vor allem ältere Menschen leiden unter diesem Problem und den mit einhergehenden Krankheiten. Normal ist ein Calcium-Magnesium-Verhältnis von 2:1 (junge gesunde Menschen). Gute Ernährung sichert diesen Wert. Je älter ein Mensch wird, desto weniger Calcium, aber desto mehr Magnesium braucht er. Auch damit Bor richtig wirken kann, muss ausreichend Magnesium vorhanden sein. LAST empfiehlt hier älteren Menschen eine Dosis an 400 bis 600 mg

Magnesium, die zusammen mit der Borax-Lösung über den Tag verteilt eingenommen werden soll. Bei langwierigen Gelenkproblemen rät er zusätzlich zu Hautpflaster mit Magnesium (transdermales Magnesium). Selbst bei Osteoporose glaubt er nicht an die Notwendigkeit einer Calcium-Ergänzung.

Er behauptet die Menschen hätten genügend Calcium im Weichteilgewebe gespeichert. Allerdings gehört es dort nicht hin. Das zusätzliche Bor und Magnesium soll helfen das deplatzierte Calcium wieder zurück in die Knochen zu transportieren. Die Schulmedizin konzentriert sich darauf, viel Calcium zu geben, das empfindet LAST „als beschleunigtes Altern auf Rezept". (vgl. LAST 2012: 16f.)

5.7 Bor und das Gehirn

Laut Studien steigen die Hirnfunktionen bei Zufuhr einer angemessenen Bor-Dosis. In Europa blieb diese Erkenntnis bis heute trotz schon 1964 erschienener Hinweise ohne Berücksichtigung. Bor nimmt den höchsten Anteil der Spurenelemente im Gehirn ein. Bei einer zu geringen Menge Bor verringerten sich die Wellenlängen der Hirnströme. Mögliche Folgen sind z.B. verschlechterte Motorik oder eine verminderte Aufmerksamkeit.

Abbildung 4 zeigt die Wirkung von Borentzug auf die kognitive Leistung und die Gehirnaktivität. Mehrere Studien indizierten bei älteren Männern und Frauen erhebliche Beeinträchtigungen der kognitiven Eigenschaften bei einer Ernährung mit niedriger Borzufuhr im Vergleich zu einer borreichen Ernährung. Selbst das EEG war bei Patienten mit einer Niedrig-Bor-Diät abnormal. Die Aufnahme von Aluminium bei der Abwesenheit von Bor spielt eine Rolle bei der Alzheimer Krankheit. (vgl. FISCHER 2008: 4f.).

Untersuchte Funktion	**Borverringerte Diät**	**Borreiche Diät**	**Irrtumswahrscheinlichkeit**
Manuelle Geschicklichkeit Auge-Handkoordination Aufmerksamkeit Wahrnehmung Kodierung und Kurzzeitgedächtnis Langzeitgedächtnis Elektroenzephallogramm (EEG) Spektralanalyse	vermindert	normal	< 0,5
Niederfrequente Aktivität	höher	niedriger	< 0,5
Hochfrequente Aktivität	niedriger	Höher	

Abb. 4: Kognitive Leistung und Gehirnaktivität durch Bor (Quelle: FISCHER 2008: 4)

5.8 Bor und Krebs

Bor kann mit den Stresshormonen Adrenalin, Noradrenalin und Dopamin Komplexe bilden. Werden diese Catecholamine vor schneller Zersetzung geschützt, wird der Körper davon erlöst, bei Stress den Catecholamin-Spiegel durch stetige Neuproduktion beibehalten zu müssen. Genau dies, der Abbau von Stressreaktionen, ist auch bei Krebserkrankungen von ganz großer Bedeutung, weil diese meistens erst durch Schockerlebnisse ausgelöst werden. Bei Tumoren ist die Zellteilungsrate gravierend erhöht. Bor kann solch eine erhöhte Zellteilung ohne Differenzierung verhindern.

Ein Fallbeispiel: Im März konnte der Arzt bei einer Untersuchung nichts feststellen, aber schon Mitte Juni war der Körper des Patienten völlig verkrebst, er war auf einem Auge blind und konnte ein Bein nicht mehr bewegen. Für eine Chemotherapie war er zu schwach. Ihm wurde von FISCHER geraten, 50 Tropfen Borwasser pro Tag einzunehmen und keine Chemotherapie zu machen. Schon vier Tage darauf konnte der Patient wieder sehen, sein Bein bewegen und die Metastasen waren stark geschrumpft. Die Ärzte allerdings schätzten die Situation komplett falsch ein und erkannten nicht, dass er sich bisher nur schwach erholt hatte und noch nicht wieder die nötige Widerstandsfähigkeit besaß. Sie führten eine Chemotherapie durch, die der Patient natürlich leider nicht überlebte.

Eine Grundlagenstudie zeigte, dass Bor das Volumen von Prostatakrebs wesentlich senkte. In einem anderen Artikel über Prostatakrebs wurde bekannt, dass Omega-6-Fettsäuren, die einen ungebremsten Metabolismus haben, eine entscheidende Ursache für die Bildung von Blutgefäßen in Tumoren und damit das Krebswachstum sind.

Laut einer Studie hatten die Männer, die die höchste Menge Bor aufnahmen eine um 64 % verringerte Wahrscheinlichkeit an Prostatakrebs zu erkranken, als die Männer mit dem niedrigsten Borkonsum. (vgl. FISCHER 2008: 6)

5.9 Bor und das Immunsystem

Da Bor immer nur in Verbindung mit Flavonoiden (Blütenfarbstoffe), Polysacchariden, Phenolen und Nucleosiden wirksam ist und von diesen Stoffen auch an das jeweilige Ziel gebracht wird, ist die Bedeutung von Bor in Bezug auf das Immunsystem deswegen noch nicht entdeckt, weil dessen Einflussbereich beim Menschen noch beschränkter ist als bei den Pflanzen und bisher keine natürlichen stabilen Borverbindungen nachgewiesen werden konnten.

Flavonoide der Mariendistel lagern sich hauptsächlich in Leberzellen ab und bringen dort ihre schützende und heilende Leistung. Flavonoide aus Ginko lagern sich in Hirn- und Nervenzellen ein. Andere Blütenfarbstoffe setzen sich an anderen Stellen ab. Flavonoid-Borinsäuren liefern die Energie für Enzymreaktionen, chemische Vorgänge und die Photozellreparatur in die Bereiche des Körpers, wo sie gebraucht werden. Eben die Substanzen, die Borträger sind, können auch das Immunsystem stärken, regen es an oder schützen es.

Polysaccharide stimulieren das Immunsystem, Phenole wirken keimtötend, Nucleoside sind antiviral und Flavonoide stabilisieren im Zusammenspiel mit Vitamin C Zellwände und Membranen und behindern das Eindringen von bakteriellen Giften und Viren.

Im Knochenmark werden neben dem Blut auch die Abwehrkörper des Immunsystems gebildet. Hier und in den Knochen ist der Borgehalt hoch. Deswegen behauptet FISCHER, dass es nicht nur bei den Pflanzen, sondern auch beim Menschen eine Relation zwischen Bor und der Widerstandsfähigkeit gegenüber Strahlungs- und Giftschäden, als auch zum Immunsystem geben muss. Deswegen ist der mit dem Alter abnehmende Borgehalt vielleicht nicht nur der Grund für die erhöhte Brüchigkeit der Knochen, sondern auch für eine schleichende Schwächung des Immunsystems. FISCHER meint auch, dass bei Bormangel die Stabilität der Zellwände deutlich abnimmt und dadurch Krankheitserreger und Gifte ein leichteres Spiel haben, in den Organismus zu gelangen.

Bor bewirkt einen konstanten Stromfluss im Körper und wirkt deshalb sehr beruhigend. Aggressiven Kindern hilft ein Sprüher Borwasser am Tag eine Woche lang, um ausgeglichener zu werden. Schüt- zen bei wichtigen Turnieren vergessen aus diesem Grund auch die Bor-Verbote und nehmen es ein, um ruhigere Nerven zu bekommen. Fachleuten in der Wirtschaft hilft die Einnahme von Bor um gelassener und ruhiger zu werden. (vgl. FISCHER 2008: 9f.)

5.10 Bor und Viren

Viren verursachen akute Infektionen, Viroide degenerative Prozesse und Retroviren (HIV) verknüpfen beide Eigenschaften. Die herkömmlichen Hygienemethoden (Chemie, Hitze, UV- und andere Strah- lung, Formaldehyd, Alkohol oder Enzyme) wirken kaum und eine Inaktivierung ist begrenzt wirksam, besonders bei den Viroiden. Versuche haben erge- ben, dass es Bor möglich macht, eventuelle Schäden abzuwehren und zu verhindern. FISCHER denkt, dass eine Mischung aus Wasserhanf, Selen und Bor in einem

Flavonoid-Komplex mit Catechinen in der Lage ist, normale Viruserkrankungen und auch HIV und andere Retroviren unter Kontrolle bringen zu können.

Diese Mixtur wirkt zellwandverstärkend, antiviral, immunstimulierend und schützt die Leber, außerdem bringt sie Bor schneller und gezielter zum Zielort. Es ist augenfällig, dass die Wirkstoffe bei Zugabe von Borwasser eine kräftigere heilende Wirkung haben.

Bisher gab es außer Zellgiften kein Gegenmittel gegen Viroide. Nun wurde herausgefunden, dass wässrige Bor-Lösungen Pflanzen, Feld-, Garten- und Gewächshauskulturen, Bäume und Sträucher, schützen und effektvoll die Symptome von Viroid-Infektionen unterdrücken. Die mit Bor behandelten Pflanzen haben einen normalen Lebens- und Reproduktionszyklus, erzeugen mehr Biomasse und Früchte als nichtinfizierte Pflanzen. Außerdem starben infizierte und nicht mit Bor behandelten Pflanzen ausnahmslos. Silizium erweitert die normal engen Bor-Toleranzgrenzen der Pflanzen. Ohne Bor stimuliert

Silizium aber das Ausbrechen von Infektionen. Calcium erhöht ebenfalls die Bortoleranz stark.

Pflanzen in Gegenden mit einem sehr hohen natürlichen Borgehalt im Boden, wie z.B. die Vulkanregionen in Italien, Gegenden in Kasachstan oder dem Atlasgebirge, haben eine so enorme Bortoleranz entwickelt und weisen Borgehalte auf, die für die gleiche Pflanzenart an einem anderen Standort giftig wäre. Diese Gehalte werden über die Nahrungskette auf Tiere übertragen und nach einer gewissen Zeit von den dort lebenden Individuen auch toleriert. Durch die andauernde Aufnahme der mit Bor angereicherten Pflanzen entwickeln die Tiere einen Schutz gegen die Infektion bzw. gegen die Ausprägung der Symptome von beispielsweise BSE bei Rindern. Im pflanzlichen und tierischen Stoffwechsel ist Bor das diffusionsaktivste Element. Wie die Erreger beeinflussen Borverbindungen die Durchlässigkeit der Membranen und Bor wird je nach vorherrschenden Bedingungen angereichert oder abgebaut.

In einem infizierten tierischen oder menschlichen

Organismus treten die gleichmäßig verteilten Bormengen an die Stellen des abgestorbenen Zellgewebes. Dies weist auf die zentrale Rolle des Bors beim Überleben bzw. der Selbstzerstörung infizierter Zellen hin. Bei den sonst üblichen geringen Konzentrationen an Bor im Körper wurde die Rolle des Bors bei der Zelldegeneration bisher übersehen. Wie in den Pflanzen konzentriert sich das zugeführte Bor auch in Tieren oder Menschen in Zonen mit beschleunigtem Stoffwechsel, mit raschem Biomasse- Stoffwechsel, besonders in von viral infizierten Zellen, in Tumorzellen, vor allem in den Nerven und im Gehirn, bei nekrotischer Zellzerstörung, Infarkt- Bereiche in Organen und zu Beginn der Schwangerschaft im Fötus. (vgl. FISCHER 2008: 11-13)

5.11 Bor und andere gesundheitliche Beschwerden

Depressionen, Epilepsie und eine Überfunktion der Schilddrüse sind ebenfalls mit Borax behandelbar. Auch wenn es in den borreichen Vulkanregionen in

Italien zu Kropfbildung kommt, verursacht eine zusätzliche Boreinnahme dies nicht. Vermutlich ist Bor auch an Transportprozessen der Zellen beteiligt, etwa als Regulator für Ionen, die in die Zellen eindringen wollen, z.B. Adenosintriphosphat (ATP; Zellteilung, Zellreparatur).

In einem von Richard Olree's verfassten Werk wird Bor beim Prozess für den Aufbau von Eiweiß erwähnt. Bor sei auch eines der vier hervorragenden Elemente in den Mineralien für den genetischen Code. Die anderen sind Selen, Jod und Magnesium, wobei Bor und Jod sich gegenseitig bei der Schilddrüsenfunktion regulieren. Bor schützt den Herzmuskel und dessen elektrische Impulse.

Sowjetischen Lastwagenfahrern wurde viel Geld für den Transport von Bor nach dem Reaktorunglück nach Tschernobyl geboten, da dieses Element ein sehr erfolgreicher Elektronenfänger ist, der es schafft die Neutronendichte bei der Kernschmelze so rasch unter den kritischen Punkt herabzusetzen, dass sie abgeschlossen werden kann. Auch wenn die Fahrer und ihre Familien sehr gut bezahlt wurden, endete dies für sie bald darauf mit dem Tod. Dabei hätten sie den Transport ohne gesundheitliche Beeinträchtigungen gut überstanden, wenn sie nur ein wenig von den vielen Tonnen Bor auf der Ladefläche zu sich genommen hätten.

Organisches Bor unterstützt die Produktion natürlicher Steroid-Verbindungen. Komplexe aus Steroiden mit Proteinen insbesondere für die hormonelle Wirkung einiger Steroide verantwortlich. Wichtige Steroidverbindungen sind im tierischen Organismus, in Pflanzen, Pilzen, in Membranen, als Vitamine und Gallensäuren, als herzaktive Substanzen, als männliche und weibliche Sexualhormone und als Hormone der Nebennieren vorzufinden. (vgl. FISCHER 2008: 3f.)

Borwasser hat eine bakterien- und keimtötende Wirkung und ist deshalb effektiv bei der Behandlung von Augenentzündungen. Der ausgesprochen hohe Gehalt an Hyaluronsäure und anderen Polysaccha- riden im Auge kann mit Bor Verbindungen eingehen, welche die Kitt- und Stützsubstanz des Bindegewebes und der Kapillarwände darstellen, darüber hinaus Gifte am Durchdringen hindern.

Die Borträger Flavonoide und Vitamin C, die in hoher Quantität im Auge vorhanden sind, blockieren Histamin und Calcium-Ionen am Abbau dieser Schutzsubstanz.

Borsalbe wirkt als Heilmittel auf Wunden und Geschwüren. Diese Eigenschaft darf nicht unterschätzt werden. Hier muss zwangsläufig eine größere Menge Bor aufgenommen werden, als bei einer nur kurzzeitigen und oberflächlichen Einwirkung des Borwassers wie bei der Behandlung von Augenentzündungen. Dadurch ist die Wirkung auf Bindegewebe und Kollagen ebenfalls verbessert, was wiederum die Wundheilung entschieden ankurbelt. (vgl. FISCHER 2008: 4f.)

06. Dosierung und Herstellung von Lösungen

In manchen Ländern, wie z.B. Neuseeland oder den USA ist Borax in Supermärkten und Drogerien noch zu bekommen. Das Etikett weist das Produkt normalerweise mit 99 % als rein aus, für den Menschen ist dies sicher. Deshalb ist es nicht nötig „lebensmittelreines“ Borax zu kaufen.

Auch in der Landwirtschaft ist das der gesetzliche Standard, ein Prozent Abbau- und Veredelungsrückstände sind erlaubt.

6.1 Die Borax Standard-Dosis

Ein leicht gehäufter Teelöffel Borax, was etwa 4-6 g entspricht, wird in einem Liter fluorid- und chlorfreiem Trinkwasser aufgelöst. Das ist das Konzentrat, dass in eine Flasche gefüllt und außerhalb der Reichweite von Kindern aufbewahrt werden sollte. (vgl. LAST 2012: 17f.)

Die Standard-Dosis von LAST entspricht ca. einem Teelöffel (fünf Milliliter) des Konzentrates. Diese enthält zwischen 25 und 30 mg Borax und versorgt den Menschen mit drei Milligramm Bor. Er empfiehlt zu Beginn eine Standarddosis pro Tag zu einer Mahlzeit einzunehmen und wenn diese keine Beschwerden hervorruft, eine weitere zu einer anderen Mahlzeit. Wenn keine typischen gesundheitlichen Probleme vorliegen, können dauerhaft ein oder zwei Standarddosen pro Tag genommen werden (Erhaltungsdosis). (vgl. LAST 2012: 18) Wird diese Lösung mit destilliertem Wasser zubereitet und in einem sauberen Glas oder Flasche aufbewahrt, so werden alle Verunreinigungen vermieden und die Haltbarkeitsdauer erhöht.

Um die Mixtur noch länger haltbar zu machen, kann sie im Kühlschrank gelagert werden und es sollte immer ein sauberer Löffel aus Edelstahl benutzt werden. Sieht die Mischung trüb aus oder fängt sie an zu riechen, dann sollte sie entsorgt und eine neue hergestellt werden. (vgl. EARTHCLINIC 2018)

6.2 Weitere Borax-Dosierungen

Abgesehen von der Standard-Dosis, die ja der empfohlenen Mindestversorgung entspricht, kann die Dosis von Borax bei Verträglichkeit laut der folgenden Studien noch gesteigert werden.

Schlanke bis normalgewichtige Menschen können täglich 1/8 Teelöffel (625 mg) Borax-Pulver gelöst in einem Liter Wasser einnehmen. Schwergewichtige Menschen 1/4 Teelöffel (1250 mg). Dabei sollte die Lösung über den Tag verteilt getrunken werden, vier bis fünf Tage die Woche, oder so lange es nötig ist. (vgl. LAST 2012: 15).

Ein Mitarbeiter von earthclinic.com empfiehlt 1/4 Teelöffel Borax auf einen Liter für Männer und 1/8 Teelöffel in einem Liter gelöst für Frauen pro Tag. Dadurch erhalten Männer ungefähr 113 mg, Frauen ca. 56 mg Bor täglich. Diese Lösung sollte dann über den Tag verteilt, fünf Tage die Woche in kleinen Schlucken getrunken werden. (vgl. EARTHCLINIC 2018)

Bei Osteoporose und Arthrose und den dabei auftretenden spezifischen Symptomen, bei Gelenksteifheit im Alter, in den Wechseljahren oder zur Anregung der Produktion der Sexualhormone sollte auf drei oder mehr Standarddosen erhöht werden. Die Lösung wird über den Tag verteilt eingenommen über mehrere Monate hinweg, solange bis sich die Symptome deutlich gebessert haben. Dann kann die Menge wieder auf ein bis zwei Dosen pro Tag verringert werden.

Auf earthclinic.com wird eine höhere Dosis zur Kandidose-Behandlung und Fluorid-Entfernung empfoh- len. Dabei sollte für schlanke und normalgewichtige Menschen eine konzentrierte Lösung von 100 ml, was etwa 1/8 Teelöffel Borax-Pulver entspricht, über den Tag verteilt getrunken werden (niedrige Dosis). Für schwergewichtige Menschen gilt 200 ml, ca. 1/4 Teelöffel Borax-Pulver, die über den Tag verteilt getrunken werden sollten (hohe Dosis). (vgl. LAST 2012: 18)

Auf der Seite earthclinic.com stehen ebenfalls viele

Berichte von begeisterten Forumsmitgliedern, die erfolgreich Gelenkschmerzen, Schuppenflechte, Fuß- und andere Pilzinfektionen behandelten. Schon nach wenigen Tagen mit der Einnahme dieser Lösung seien die Beschwerden besser geworden oder gar ganz verschwunden. (vgl. LAST 2012: 15)

Es sollte immer zuerst mit der Standardlösung begonnen und dann langsam bis zur beabsichtigten Menge erhöht werden. Die Maximaldosis wird vier bis fünf Tage die Woche und solange es nötig ist genommen. Da die Borax-Lösung sehr alkalisch ist, hat sie bei einer höheren Konzentration einen seifigen Geschmack, was aber durch Zitronensaft, Essig oder Ascorbinsäure überdeckt werden kann. (vgl. LAST 2012: 18)

Bei vaginalen Pilzinfektionen kann eine mit Borax oder Borsäure gefüllte Gelatinekapsel benutzt werden, die bis zu zwei Wochen lang jede Nacht vor der Schlafenszeit genommen wird. Borax scheint wegen seiner Alkalität hier effektiver zu wirken als andere Mittel, z.B. die weniger basische Borsäure. (vgl. LAST 2012: 15)

Manche Menschen geben Borax auch zu ihrem Kaffee dazu oder streuen es auf ihr Essen, wie Salz. Dabei sollte aber die genaue tägliche Menge berechnet werden, um nicht zu viel zu nehmen (1/4 Teelöffel für Männer, 1/8 Teelöffel für Frauen). Auch hier gilt wie immer, wenn selbst die vorgeschlagene reguläre Dosis zu Bauchweh oder Durchfall führt, sollte die Hälfte genommen werden oder auf die verdünnte Lösung von LAST zurückgegriffen werden. 1-4 Teelöffel Borax können auch mit in die Badewanne oder zu einem Fußbad gegeben werden, denn es wirkt gut bei Pilzerkrankungen. (vgl. EARTHCLINIC 2018)

6.3 Borwasser

Unter Borwasser wird eine dreiprozentige Lösung von Borsäure in normalem Wasser verstanden. Es werden 30 g Borsäure in ein Ein-Literglas gegeben und mit kochendem Wasser aufgegossen. Dadurch werden Keime abgetötet. Borsäure löst sich schlecht in kaltem Wasser. Obwohl Borsäure die Vermehrung von Keimen in Wasser verhindert, wurden früher in Borwasser in Apotheken lebensfähige Keime gefunden, aber diese vermehrten sich in der dreiprozentigen Lösung nicht.

Borsäure steigt bei Verdunstung im Gefäß bzw. der Flasche, in der das Borwasser aufbewahrt wird, mit dem Wasser nach oben, kristallisiert dort wieder und schützt so verstärkt durch erhöhte Konzentration die Lösung. Sehr lange abgestandenes Borwasser sollte abgekocht werden. Borwasser hat eine antibakterielle Wirkung. Zur äußeren Behandlung ist Borwasser sinnvoll bei Augenentzündungen, vielen Hautkrankheiten (zusätzlich zur inneren Einnahme) und bei Krebserkrankungen und Geschwüren.

Bei der inneren Einnahme ist es sinnvoller, wenn zu den Borwassertropfen Vitamin C oder einem Heiltee zugegeben werden. Dadurch entstehen Komplexbildungen mit Bor z.B. durch Flavonoide (Blütenfarbstoffe) oder Polysacchariden oder Phenolen.

Bestimmte Flavonoide lagern sich in bestimmten

Körperteilen an und können so bestimmte Organe gezielt mit Bor versorgen, wenn die Zielrichtung der heilpflanzlichen Wirkung bekannt ist. Die heilende Wirkung vieler Tee-Sorten kann durch den Zusatz von Bor stark verbessert werden. Borsalbe enthält 10% Borsäure in Vaseline und hilft wirksam bei Wunden, Geschwüren und Verbrennungen. (vgl. FISCHER 2008: 4, 16, 17)

Die meisten Hautkrankheiten, Allergien und häufig auch Krebsleiden sind auf Bormangel zurückzuführen. Die rasche innere Einnahme von Borwasser ist hier notwendig, wobei die Aufnahme über ein Nasenspray die bevorzugte Methode ist, da die Darmflora nicht belastet wird. Hier sei noch einmal erwähnt, dass nicht zu viel Bor eingenommen werden darf. 0,1 g Borsäure am Tag über einen längeren Zeitraum ist nicht gänzlich risikofrei. Erwachsene können dagegen ohne Bedenken und ohne Gefahr über fünf Wochen täglich 30 Tropfen des dreiprozentigen Borwassers zu sich nehmen. Kleinkinder dürfen die Lösung nicht zu sich nehmen, ansonsten muss je nach Alter des Kindes die Menge bis auf ein Fünftel reduziert werden. Ein Liter Wasser ergibt 20.000 Tropfen, wobei ein Tropfen Borwasser 1,5 mg Borsäure enthält, bzw. 0,3 mg Bor. Demnach enthalten 30 Tropfen 45 mg Borsäure, was eine für einen beschränkten Zeitraum harmlose Menge darstellt.

Im Blut werden schnell wieder normale Bor-Werte erreicht, aber es müssen auch die Bor-Vorräte, vor allem die Knochen und das Gehirn, wieder aufgefüllt werden. Diese Depots regenerieren sich nicht in wenigen Tagen, vor allem nicht bei älteren Men- schen. Beim Ermitteln der passenden Bor-Mengen muss beachtet werden, dass auch über die Haut und besonders über die Schleimhäute Bor aufgenommen werden kann. Dadurch können sich die Bor-Dosen leicht erhöhen. (vgl. FISCHER 2008: 16)

Bei der Dosierung von Borax und Borsäure muss bedacht werden, dass Borsäure rund 20% Bor enthält und Borax nur 11 %. Deswegen wurden früher Dosen von 1-4 g Borax pro Tag verordnet. Da Borsäure eine höhere Bor-Konzentration hat, kann sie nur in einer Menge verwendet werden, die ca. 2/3 der Borax-Dosis entspricht. Zehnprozentiges Borwasser wird heute noch bei starken Verätzungen von Säuren und Laugen in Labors verwendet. (vgl. FISCHER 2008: 17)

In der EU sind Borax und Borsäure seit Dezember 2010 nicht mehr frei verkäuflich, da sie als reproduktionstoxisch eingestuft wurden. In der Schweiz ist Borax noch zu bekommen (Stand 2012), aber der Versand nach Deutschland ist nicht erlaubt.

Es kann lediglich in kleineren Mengen (20-50 mg) in Apotheken als Ameisen-Gift bestellt werden. In Naturkostläden oder über das Internet können Bor-Tabletten mit üblicherweise drei Milligramm Bor bestellt werden. Diese Tabletten enthalten das Bor in gebundener Form und nicht wie Borax oder Borsäure in Ionen-Form.

Als Nahrungsergänzung seien sie geeignet, aber der Autor erwartet nicht, dass sie wirkungsvoll gegenüber Candida und Mykoplasma sind. Ebenso nicht als schnelle Hilfe bei Arthrose, Osteoporose und Beschwerden der Wechseljahre. Die meisten Studien und persönlichen Erfahrungen beruhen auf Borsäure und Borax.

Um die Effektivität zu steigern, empfiehlt es sich, drei oder mehr Bor-Tabletten über den Tag verteilt über eine längere Zeit einzunehmen, zusammen mit genügend Magnesium und einer idealen mikrobiellen Therapie. (vgl. LAST 2012: 18)

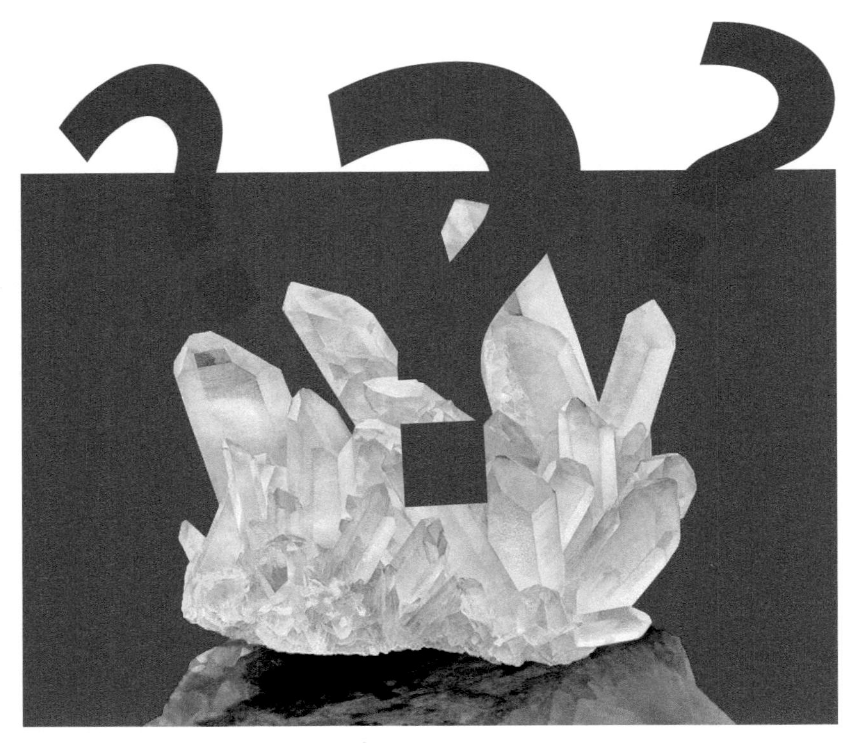

BORAX - warum wurde es in der EU verboten?

07. Toxikologie und Nebenwirkungen von Borax und Borwasser

7.1 Nebenwirkungen oder Heilreaktionen

Bei Naturprodukten wie Borax kann nicht, wie bei pharmazeutischen Produkten, von Nebenwirkungen gesprochen werden, da es sich meistens um Heilreaktionen mit positiver Langzeitwirkung handelt. Am häufigsten erscheint die Herxheimer-Reaktion bei der Behandlung von Candida. Die meisten Patienten und Beiträge in Foren sprechen von einer schnellen Besserung innerhalb von wenigen Tagen. Das ist eine funktionelle Antwort des Körpers. (vgl. LAST 2012: 18)

Mögliche Nebenwirkungen nach der Einnahme von Borax oder Borsäure bzw. Borwasser sind u.a. Schwitzen, Durchfall, schmerzende Nieren, Kopfschmerzen, Krämpfe, Angst, Übelkeit, Depression, brennende Haut, Nervenschmerzen, juckende Haut, schnelle Pulsfrequenz und eine Verschlechterung der PMS-Symptome. (vgl. EARTHCLINIC 2018)

Warum kommt es zu Nebenwirkungen? Durch die Einnahme von Borax kann der Körper entgiftet werden, dabei können Kopfschmerzen und grippeähnliche Symptome auftreten. Die Erhöhung von Östrogen und Testosteron durch Borax, bzw. schwankende Hormonwerte bewirken ebenfalls Angst, Depression, Verschlimmerung der PMS-Symptome und Gefühlsschwankungen. Symptome einer Giftstofffreisetzung sind möglich, wenn Borax den Körper von Parasiten befreit.

Wenn zu viel von dem Mineral eingenommen oder zu wenig Wasser für die Lösung benutzt wird, können auch Nebenwirkungen aufkommen. (vgl. EARTH-CLINIC 2018)

Bei zu hohen Calciumwerten in den Zellen kommt es oft zu schmerzhaften Muskelkontraktionen mit Krämpfen und Zuckungen. Bor in Verbindung mit Magnesium bringt eine schnelle Entspannung und eine Linderung der Schmerzen.

Bei kontinuierlichen, starken Verkalkungen kann die

enorme Menge an Calcium nicht umgehend verlagert werden, wodurch es durch den angestiegenen Calcium umspiegel in den betroffenen Bereichen (besonders Hüfte und Schulter) für längere Zeit zu Problemen kommen kann. Ausprägen können sich starke Schmerzen und Krämpfe, Durchblutungsstörungen, Missempfindungen und Nervenstörungen in Form von Taubheitsgefühl oder einer geminderten Empfindlichkeit der Hautoberfläche an Händen und Füßen. Viel Fluorid und Calcium muss die Nieren durchlaufen und kann temporäre Nierenschmerzen auslösen. Heilreaktionen, wie diese, sind unvermeidlich wenn ein allgemein besserer Gesundheitszustand erzielt werden soll.

Bei unangenehmen Nebenwirkungen sollte die Dosis reduziert oder die Einnahme eingestellt werden, bis das Problem abnimmt. Dann kann die Dosis langsam wieder erhöht werden. Mehr Flüssigkeit in Form von organischen Säuren wie Zitronensaft, Ascorbinsäure oder Essig hat sich als hilfreich bestätigt. Trampolinspringen, Spazieren gehen oder z.B. ein Kopfstand verbessern den Lymphfluss. (vgl. LAST 2012: 18f.)

Um das Risiko zu vermeiden, dass Nebenwirkungen auftreten, sollte immer mit einer kleineren Dosis begonnen werden und beobachtet werden, wie diese auf den Körper wirkt, damit er sich langsam daran gewöhnen kann. Reichlich Wasser verdünnt das Borax und gibt dem Körper die nötige Flüssigkeit, damit Schadstoffe ausgeschieden werden. Bei niedrigen Magnesiumwerten sind die Nebeneffekte sehr viel ausgeprägter, weshalb eine Zugabe an Magnesium hilfreich sein kann.

Es gibt ein paar Tricks, die die möglichen unangenehmen Folgen der Borax-Einnahme lindern. Aktivkohle bessert Schmerz bei der Verdauung und grippeähnlichen Symptomen. Die Kohle nimmt Gifte auf und beruhigt das Verdauungssystem. Viel Wasser oder Kräutertee spülen die Toxine aus dem Körper. Ein Bittersalz-Bad liefert benötigtes Magnesium und entspannt. Rizinusöl oder Apfelweinessig beruhigt gereizte Haut. Das Öl kann einmassiert werden, oder eine Tasse Apfelweinessig kann mit in die Badewanne gegeben werden. Der Essig hilft der Haut dabei, wieder einen angemessenen pH-Wert herzustellen. Beim Kauf muss auf jeden Fall darauf geachtet werden, dass es sich um reines Borax handelt.

Selbstverständlich ist Borax nicht der einzige Weg, um den Körper mit dem unerlässlichen Nährstoff Bor zu versorgen. Bor-Ergänzungen (Tabletten), eine gesunde Ernährung mit den richtigen Lebensmitteln oder Calciumfructoborat sind andere Möglichkeiten. (vgl. EARTHCLINIC 2018) Mehr Informationen über Nebenwirkungen und Forenbeiträge gibt es auf earthclinic.com.

7.2 Ab welcher Dosierungsmenge Bor toxisch wirken kann

Ob größere Mengen Bor für den Menschen giftig sind, darüber wird stark diskutiert. Gesundheitsbehörden sorgen sich wegen der möglichen Toxizität von Bor.

Es ist ein lebensnotwendiges Spurenelement, das

jedoch mit Vorsicht zu genießen ist, denn der Spielraum zwischen einer angemessenen Menge Bor und einer Überdosis ist angeblich sehr gering.

LIEBREICH schrieb schon 1899, dass Borpräparate nicht zu den giftigen Substanzen gehören. Borsäure kommt in manchen Zellen konstant vor, sie ist ein normaler Bestandteil von manchen Pflanzen und es kann deswegen nicht von einem Gift gesprochen werden. Wie bei vielen anderen nicht giftigen mineralischen Substanzen wird erst durch eine Unmenge Schaden angerichtet. In Rebstöcken selbst kommt Borsäure vor und gelangt so auf natürlichem Wege in den Wein. Auch in der Wassermelone ist sie konstant enthalten und eine Reihe von Pflanzen nimmt ab und an Borsäure auf. Für den Organismus giftige Stoffe können zwar auch gelegentlich von Pflanzen absorbiert werden, wurden aber noch nie als konstanter Bestandteil irgendeiner Pflanze nachgewiesen, im Gegensatz zur Borsäure.

Auch seien akute Vergiftungen durch Borax oder Borsäure beim innerlichen Gebrauch nicht bekannt und auch nach längerem Gebrauch hoher Dosen an Borsäure konnte keine nachteilige Einwirkung auf die Gesundheit erkannt werden.

LIEBREICH meint, es sei wichtig zu betonen, dass die verschiedenen Anwendungsbereiche unterschiedliche natürliche Bedingungen vorweisen und deshalb von unterschiedlichen Auswirkungen ausgegangen werden muss. Die Verhältnisse seien laut LIEBREICH ähnlich wie beim Salpeter. Im Magen und im Darm führt das Salz zu keiner Vergiftung, aber bei Wunden und der direkten Einführung in die Blutbahn treten schon bei relativ kleinen Dosen Salpeter Vergiftungserscheinungen ein. (vgl. LIEB- REICH 1899: 12-14)

Im Sicherheitsdatenblatt über Borax lautet es, dass das Mineral eine niedrige akute orale Toxizität besitzt, die letale Dosis (LD 50) bei Ratten liegt bei 4.500-6.000 mg/kg Körpergewicht (entspricht etwa 60 Teelöffel bei 60 kg Körpergewicht). Die letale Dosis ist die Menge, bei der die Hälfte der Versuchstiere stirbt. Tierversuche an Ratten, Mäusen und Hunden zeigen, dass es bei hoher Dosis zu Auswirkungen auf die Fruchtbarkeit der Tiere kommt. Studien an Ratten, Kaninchen und Mäusen lassen erkennen, dass hohe Mengen an Borsäure Folgen für die fötale Entwicklung, einschließlich Gewichtsverlust und unbedeutenden Veränderungen des Skeletts haben. Dabei ist zu beachten, dass die verabreichten Dosen sehr viel höher waren, als die denen ein Mensch normalerweise ausgesetzt ist. Es wurden keine Hinweise auf Kanzerogenität bei Mäusen gefunden und bei Kurzzeit-Mutagenitäts-Untersuchungen konnte keine erbgutverändernde Wirkung erfasst werden. Epidemiologische Untersuchungen bei Menschen, die kontinuierlich im Beruf mit Borax-Staub in Kontakt kommen, ließen keinen Anstieg an Lungenerkrankungen und auch keine Auswirkungen auf die Fruchtbarkeit erkennen.

Zum Vergleich einen Auszug aus dem Sicherheitsdatenblatt von Natriumchlorid (NaCl). Kochsalz hat eine akute orale Toxizität, die LD 50 bei Ratten beträgt 3.000 mg/kg.

Die niedrigste publizierte orale letale Dosis beim Menschen betrug 1.000 mg/kg (entspricht etwa 12 Teelöffel bei 60 kg Körpergewicht).

Bei Säugetieren wirkt es Erbgut verändernd (chronische Wirkung). Natriumchlorid ist schwach gefährlich bei Hautkontakt, Verzehr oder Inhalation.

Das Risiko der Schwangerschaftstoxikose bei anfälligen Frauen kann erhöht werden, und es wirkt fruchtschädigend beim Menschen, Fetotoxizität oder Abbruch. Bei Tieren, besonders bei Ratten und Mäusen kann es zu Fruchtbarkeitsstörungen und Geburtsschäden kommen (Fetotoxizität, Abbruch, Muskel-Skelett-Anomalien) und beim Muttertier zu Schäden an Eierstöcken und Eileitern. Zudem sind Veränderungen des Erbgutes möglich (mutagen). Magenverstimmungen mit Übelkeit und Erbrechen können die Folge vom Verzehr zu großer Mengen sein. Es kann auch zu Verhaltensauffälligkeiten kommen, wie Muskelspastik, Zuckungen oder Somnolenz und zu Beeinträchtigung von Sinnesorganen, dem Stoffwechsel und dem Herz-Kreislauf-System. Wird die Aufnahme fortgeführt, kann dies zu Dehydrierung, Organüberlastung und Koma führen.

Demzufolge ist Tafelsalz 50 bis 100 % giftiger als Borax und erbgutverändernd, Borax ist insofern harmlos. (vgl. LAST 2012: 19)

Unter Berücksichtigung der von LAST genannten Studien wirkt Borax erst ab einer Menge über 333 mg pro Kilogramm Körpergewicht (entspricht etwa vier Teelöffel bei 60 kg Körpergewicht) am Tag toxisch und kann dann zu Vergiftungen führen. Borverbindungen wie Borane sind allerdings hochgradig toxisch.

Bei einer Vergiftung muss das zugeführte Bor auf dem schnellsten Weg den Körper verlassen. Der Magen wird ausgespült und mit Sauerstoff, Flüssigkeit und Medikamenten wird versucht, die Beschwerden zu lindern.

Eine Borvergiftung ist an diesen Symptomen erkennbar: Gewichtsverlust, Leber- und Nierenschäden, unregelmäßige Menstruationsblutungen, Juckreiz der Haut,

Depressionen, schuppende Hautentzündungen, Blutarmut, Magen-Darm-Entzündung mit Übelkeit, Erbrechen und Durchfall. Bei einer akuten Vergiftung kommen noch Nackensteifigkeit, Hautrötung, Ohnmacht, und Muskelkrämpfe dazu. (vgl. krank.de)

Kinder vertragen je nach Alter viel weniger Bor als erwachsene Menschen. Bei Babys können schon durch die Desinfizierung der Brustwarze der Mutter Vergiftungserscheinungen auftreten. (vgl. FISCHER 2008: 16) Laut Schätzungen können fünf bis zehn Gramm schweres Erbrechen und Durchfall verursachen, zum Schock oder gar zum Tod führen. Die tatsächliche zum Tod führende Dosis ist aber in der Literatur schlecht dokumentiert. In einem Bericht der US-amerikanischen EPA (Environmental Protection Agency) und des CDC (Centers for Disease Control) über Vergiftungsfälle durch versehentlich eingenommene Borsäure (10-88 g) wurden keine Todesfälle vermerkt. Bei 88 % der Fälle (784 Stück) wurde keine Wirkung registriert. Kinder und Erwachsene, die mehr als 84 mg Bor pro Kilogramm einnahmen, was über 40 g (acht Teelöffel) Borax bei 60 kg Körpergewicht entspricht, aber wurden Auswirkungen auf Herz-Kreislauf, Leber, Nieren, Magen-Darm und das zentrale Nervensystem entdeckt. Dermatitis und Erythema traten auf und auch Todesfälle wurden gemeldet.

Bei der Einnahme von Bor in Tierversuchen war Reproduktionstoxizität die problematischste Nebenwirkung. Mehrere Wochen nach einer Dosis von mehr als 26 mg Bor pro Kilogramm traten bei Ratten, Mäusen und Hunden Schäden an Hoden und Spermien auf (entspricht 15 g Borax pro Tag bei 60 kg Körpergewicht).

Laut einer Studie besteht das größte Risiko für die Entwicklung der Föten. Besonders Ratten sind davon betroffen. Schon während der Trächtigkeit kam es zu einer minimalen Abnahme des Körpergewichtes des Fötus bei 13,7 mg Bor täglich. Deshalb wurde die sichere, nebenwirkungslose, tägliche Menge auf weniger als 13,7 mg pro Kilogramm festgelegt, etwa sieben Gramm Borax bei 60 kg (entspricht 1,2 Teelöffel)

Körpergewicht täglich. Soll die Sicherheit noch weiter erhöht werden, so ergeben sich 9,6 mg Bor pro Kilogramm (fünf Gramm Borax (entspricht einem Teelöffel) auf 60 Kilogramm) als nebenwirkungslose Dosis pro Tag.

Bei einer Studie über drei Generationen, in der Ratten jeden Tag mit 30 mg Bor pro Kilogramm behandelt wurden, wurden keine Anzeichen auf Reproduktionstoxizität gefunden, weder bei den Elterntieren, noch beim Nachwuchs. Das entspricht täglich 17 g Borax bei 60 kg Körpergewicht, über drei Generationen hinweg eingenommen.

58,5 mg pro Kilogramm (30 g Borax bei 60 kg) führten jedoch zu Unfruchtbarkeit. Daraus lässt sich schließen, dass die reproduktionstoxisch sichere Menge bis zu ca. 20 g (vier Teelöffel) bei 60 kg Kör- pergewicht betragen kann. Am Menschen konnten keine Hinweise auf mögliche durch Borax entstandene Beeinträchtigungen der Fruchtbarkeit gefunden werden. Dabei wurden Menschen untersucht, die im Abbau und der Verarbeitung von Bor tätig sind und Bevölkerungsteile in der Türkei, deren Trinkwasser und Boden mit einem hohen Borgehalt belastet ist. Eine andere Studie dokumentierte sogar eine erhöhte Fruchtbarkeit von Menschen, die in der Bor- Produktion arbeiten.

Ein anderer wichtiger Aspekt, der im Sicherheitsdatenblatt von Natriumchlorid behandelt wird und der interessant in Bezug auf den Vorstoß gegen Borax ist, ist, dass NaCl in Studien eingesetzt wurde, um zu zeigen, dass keine Auswirkungen auf die Reproduktion erscheinen (negatives Kontrollmittel). Daran wurde beispielgebend gezeigt, wie fast jedes chemische Mittel, wenn die Bedingungen entsprechend gestaltet sind, fruchtschädigend sein kann. (vgl. LAST 2012: 19f.)

08. Warum Borax verteufelt wird

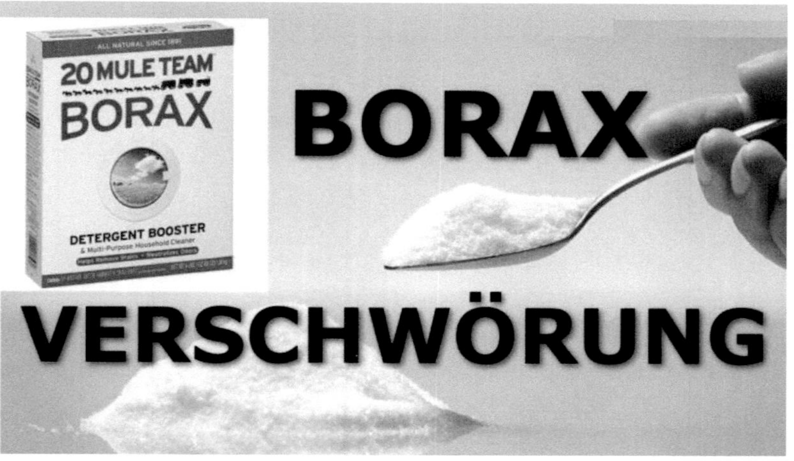

Abb. 5: Die Borax-Verschwörung (Quelle: youtube.com)

Ungefähr 30% der Menschen in der westlichen Welt sind an Arthrose, Arthritis oder Osteoporose erkrankt. Besonders die vielen Knochenbrüche durch Osteoporose, allen voran Hüftfrakturen, die lange brauchen um zu heilen, sind für die Medizin- und Pharmaindustrie lukrative Einkommensquellen. Diese Quelle könnte allerdings versiegen und das gesamte System zusammenbrechen, würde der einfachere und günstigere Heilansatz mit Bor und Magnesium der breiten Öffentlichkeit bekannt werden. Die Pharmaindustrie ist der weltweit größte und profitabelste Industriezweig, der natürlich keinen Schaden nehmen darf.

Zu der Zeit als Rex Newnham seine Entdeckungen machte, stellte das für die Pharmazeuten noch kein großes Problem dar, denn neue Nachrichten machten nur langsam die Runde und waren leicht unterdrückbar. In der heutigen digitalen Welt hat sich das natürlich völlig anders.

Anstatt Newnham´s oder andere positive Studien zu reproduzieren, fließt das Geld der Pharmaindustrie, die einen Großteil der Forschung finanziert, in die Entwicklung patentierbarer Bor-Medikamente mit begrenztem Anwendungsbereich in der Forschung oder der Chemotherapie. Damit soll Bor diffamiert werden.

So zeigte ein Experiment, dass eine relativ geringe Dosis an Borax von vier Gramm Lymphozyten angeblich schädigen kann. Eine frühere ähnliche Studie

Indizierte, nebenbei bemerkt, dass Vitamin-Zusätze giftig sind.

Heute kommen die meisten positiven Berichte über Borax aus Japan, China und der Türkei. In pubmed, einer öffentlichen Datenbank, werden Artikel von Newnham und anderen Autoren noch gelistet, aber zwei wichtige Texte über eine Arthrose-Studie in Melbourne und die Behandlung von Skelettfluorose mit Borax aus China sind derweil verschwunden. Diese Arbeiten gehören in die Datenbank und waren dort auch offenbar gelistet. LAST vermutet, dass sie bewusst entfernt wurden, damit sie nicht weiter zitiert werden können.

Die Reproduktionstoxizität, also die mögliche Störung der Fruchtbarkeit und die Schädigung des Fötus im Mutterleib, gilt als offiziellen Grund für die Offensive gegen Borax. Immer häufiger wird Borax wegen seiner angeblich reproduktionstoxischen Wirkung öffentlich schlechtgemacht. In einem Artikel eines leitenden Wissenschaftlers einer US-Umweltorganisation wurden die scheinbaren Gefahren von Borax so übertrieben, dass sich viele Leser in den Kommentaren dafür bedankten, dass ihnen nun die Augen geöffnet wurden und sie das giftige und gefährliche Borax nicht mehr im Haushalt benutzen werden. LAST hält dies für eine gezielte Kampagne um der Bürgerschaft das Verbot von Borax als gute Lösung zu präsentieren.

Die EU startete eine Kampagne im Zuge derer in Reinigungs- und Waschmitteln das Borax mittlerweile durch andere Stoffe ersetzt wurde. Sowohl Borax als auch Borsäure werden nun in die Gruppe der krebserzeugenden, erbgutveränderten und fortpflanzungsgefährdenden Stoffe der Kategorie eins beziehungsweise zwei eingeordnet.

Auf der Verpackung muss das Giftsymbol stehen und seit Dezember 2010 gibt es diese Stoffe in der EU nicht mehr im Handel. Mittlerweile gilt diese Einstufung für ganz Europa, wobei Nicht-EU Länder noch wenige Möglichkeiten beim Verkauf haben. Die Bundesvereinigung Deutscher Apothekerverbände e.V. gibt auf ihrer Internetseite bekannt, dass sich die Einstufung von Borax mit der Richtlinie 2008/58/EG vom 21.

August 2008 geändert hat. Nach Paragraph 1 Absatz 1 der Chemikalien-Verordnung besteht ein absolutes Abgabeverbot von krebserzeugenden, erbgutverändernden und fortpflanzungsgefährdenden Stoffen an Privatpersonen. Deshalb darf Borax nicht mehr von Apotheken herausgegeben werden. Außerdem heißt es, dass die geänderte Richtlinie zwar erst am 1. Juni 2009 wirksam wurde, aber für Borax sofort umgesetzt werden sollte. (vgl. LAST 2012: 21, ABDA 2018)

Diese Kampagne gehört zum GHS (Global harmonisiertes System zur Einstufung und Kennzeichnung von Chemikalien), das so schnell wie möglich auch außerhalb Europas in Kraft gesetzt werden. werden soll. Australien ist Vorreiter bei dieser Implementierung.

Als Grund für die neue Einstufung von Bor-Produkten wurde angegeben, dass die verfügbaren Daten keine ausschlaggebenden Unterschiede zwischen Mensch und Tier zeigten. Deshalb wird davon ausgegangen, dass die Auswirkungen auf die Tiere auch bei Menschen eintreten könnten. Studien an Menschen sind nicht befriedigend genug, um die gesundheitsschädigenden Auswirkungen auf die Fertilität ausschließen zu können. LAST behauptet, die Europäische Chemikalienagentur (ECHA) meinte damit eher, dass für Menschen einfach keine Daten vorliegen, aber das die Tierversuche anraten, die Einnahme von etwa zwei Teelöffeln Borax täglich gefährde die Fruchtbarkeit des Menschen. Und damit auch niemand einen Schaden davonträgt, wird es gänzlich verboten.

Dabei geht es nur um die allgemeine Verwendung von Borax als z.B. Insektizid, in Wasch- oder Putzmitteln, nicht etwa Lebens- und Nahrungsergänzungsmitteln.

Dort ist es bereits verboten. Bei normalem Gebrauch ist es kaum vorstellbar, dass selbst nur wenige Milligramm pro Tag in den Organismus gelangen, denn Borax kann nicht einfach eingeatmet oder über Hautkontakt aufgenommen werden. Wenn alle Chemikalien nach diesem Standard geprüft werden, so blieben am Ende so gut wie keine mehr übrig.

Die der Einstufung als reproduktionstoxisch Kategorie zwei zugrundeliegende Studie stammt aus dem Jahr 1972. In den vergangenen 40 Jahren hat sie keinen interessiert. Es stellt sich daher die Frage warum sie gerade jetzt erst zur Bewertung herangezogen wird und das komplette Borax-Verbot rechtfertigen soll. Aus wissenschaftlicher Sicht macht das keinen Sinn. Borax wurde hauptsächlich durch Natriumperkarbonat ersetzt, das dreimal giftiger ist als das Mineral Borax. Die akuten oralen LD50-Werte für Tiere liegen zwischen 1.034 und 2.200 Milligramm pro Kilogramm pro Tag. Beim Natriumbikarbonat (Natron) liegt die LD50 bei 3.360 Milligramm pro Kilogramm. Damit ist es mit dieser überdosierten Menge fast doppelt so giftig wie Borax.

Beide Chemikalien sind in diesen hohen Mengen, die bei Ratten und Mäusen Fruchtbarkeitsprobleme hervor-rufen, bis jetzt noch nicht auf ihre Langzeit-Reproduktionstoxizität untersucht worden. Auch Waschmittel, in denen einige Inhaltsstoffe giftiger als Borax sind, und bei denen es heißt, dass Toxizität bei sachgerechter Anwendung nicht zu erwarten sei, sind auch nicht auf Reproduktionstoxizität getestet worden. Weshalb dürfen diese Stoffe verwendet werden, aber Borax nicht? Und wieso bleiben wirklich gefährliche Stoffe wie Ätznatron und Chlorwasserstoffsäure im Handel und eines der sichersten Haushalts-chemikalien wird verboten, obwohl es unmöglich ist, bei sachgemäßer Anwendung einen Schaden anzurichten? Es wurde alles daran gesetzt, Borax und Borsäure rasch vom Markt nehmen zu können, trotz fehlender wissenschaftlicher Belege. Selbst die niedrig dosierten und weniger effizienten Bor-Tabletten werden streng kontrolliert. Durch Vorschriften kann der Verkauf zu jeder Zeit begrenzt werden. Damit sind alle Gefahren, die von Borax ausgehen, unter Kontrolle und die Pharmaindustrie kann sich ganz beruhigt auf ihre Profite konzentrieren. (vgl. LAST 2012: 20-22)

Früher wurde Borsäure lange zur Konservierung von Lebensmitteln benutzt. Aus Unwissenheit wurden aber aber so hohe Konzentrationen von Bor erreicht, dass sie gesundheitsschädlich waren. Da es bei Überdosen sogar zu Todesfällen kam und bis heute nicht vollständig verstanden wurde, dass Bor nicht nur lebensnotwendig für Pflanzen, sondern auch für den Menschen ist, verbot das Bundesgesundheitsamt die Verwendung von Bor in der Medizin vollständig. Ansatt auch nur missbräuchliche Anwendungen wie bei der Konservierung von Nahrungsmitteln zu verbieten und vor Überdosen zu warnen.

Es liegt der Verdacht nahe, dass das seit mehr als einhundert Jahren erfolgreich gegen Augenentzündungen verwendete Borwasser der Pharmaindustrie ganz einfach zu billig war und es Augenärzten nicht gefiel, dass es in vielen Fällen einen Arztbesuch überflüssig machte. Erstaunlicherweise hatte das gleiche Amt bei hochgiftigen Holzschutzmitteln lange Zeit keine Bedenken für die menschliche Gesundheit.
(vgl. FISCHER 2008: 16)

Das medizinische Verbot von Bor hat jede weitere Forschung verhindert. Deshalb ist in Europa auch das Wissen über die Bedeutung des Bors für die Menschen nur sehr gering. Sogar für viele Mediziner ist Bor noch immer nur ein Schadfaktor, da das Element nur in sehr geringen Mengen benötigt wird und bei früheren Versuchen meistens in zu hohen Konzentrationen verwendet wurde. FISCHER meint, dass das medizinische Verbot genauso sinnlos wäre, als wenn man Tafelsalz verbieten würde, denn Kochsalz kann auch Schäden verursachen und die Toxizität entspricht in etwa der von Bor. Eine einmalige Einnahme von 30 g Kochsalz und 45 g Borsäure gelten von amtlicher Seite als tödliche Dosis. Bei Kindern und Babys reichen sowohl beim Salz als auch beim Bor sehr viel geringere Mengen aus, um Vergiftungen auszulösen. Weil Borwasser nicht so unangenehm wie eine größere Portion Tafelsalz schmeckt, ist die Gefahr einer Vergiftung mit Bor natürlich größer.

Werden Flaschen mit Borwasser genau gekennzeichnet und entsprechend gesichert, ist eine Verwechslung ausgeschlossen.

Die meisten Forschungsergebnisse stammen aus den USA und waren nur möglich, weil Bor dort nicht verboten wurde. FISCHER meint es war richtig, Bor als Konservierungsmittel zu verbieten, da schnell gefährliche Konzentrationen erreicht werden können. Außerdem wird Bor im Darm fast vollständig aufgenommen und im Körper angereichert. Die Verwendung von Bor allerdings komplett zu verbieten und weitere Forschungen und neues Wissen in Europa auszuschließen sei fatal gewesen. (vgl. FISCHER 2008: 2f.)

Dagegen schrieb LIEBREICH schon 1899, dass trotz jahrzehntelanger Benutzung von Borax und Borsäure zur Konservierung von Lebensmitteln kein Fall von Gesundheitsschädigung bekannt wurde. Auch das 1902 aus einzelnen wenigen Beobachtungen von zu hohen Dosen kein Schluss zu ziehen gewesen sei, um die Verwendung von Bor-Präparaten als Konservierungsmittel abzulehnen. (vgl. LIEBREICH 1899: 11, 1902: 33)

Die Gefährlichkeit oder eben Ungefährlichkeit von

Borax ist ein heikles Thema. Behörden und pharmazeutische Unternehmen behaupten es sei giftig und schädlich für den Menschen. Dies steht im Widersprich zu den vielen sehr positiven Erfahrungen sowohl von Patienten und Selbsthilfegruppen als auch von Erkenntnissen der Wissenschaftler weltweit. Es ist deshalb unverständlich und sehr bedauerlich, dass keine umfangreichen Grundlagenforschungen über den Nutzen von Borverbindungen in zahlreichen medizinischen Anwendungen durchgeführt werden.

09. Erfahrungsberichte und Meinungen

„Er hat seine nassen Füße mit einer Handvoll (Borax) eingerieben, und es hat wohl sofort aufgehört zu jucken. Er war sprachlos. Als ich ihn ein paar Wochen später nach dem Fußpilz gefragt habe, meinte er: „Wow, er ist seitdem nicht mehr wiedergekommen!‘ Das Zeug hat ihn komplett geheilt!!!“ (LAST 2012: 15)

„Ich leide auch unter einer Schuppenflechte, meine Gelenkschmerzen kommen wohl von der beginnenden Psoriasis-Arthritis. Als ich hier im Forum von Borax gelesen hatte, dachte ich, ich probiere es mal. Oh mein Gott! Nach einem Tag waren die Schmerzen in meinen Knien verschwunden! [...] Auch die Schuppenflechte sieht nach zwei Tagen Borax schon viel besser aus. Ich nehme 1/4 TL in einem Liter Wasser pro Tag.“ (LAST 2012: 15)

„Vor sieben Jahren Schilddrüsenkrebs gehabt, das nächste Jahr Nebennierenschwäche, dann zu früher

Eintritt in die Wechseljahre, ein Jahr später Gebärmuttervorfall und -entfernung. Im Jahr danach Fibromyalgie und Neuropathie. Als kleines Kind immer fluoriertes Wasser und Fluortabletten bekommen. Im Herbst 2008 stand ich vor der Vollinvalidität. Ich konnte kaum laufen, vor Schmerzen nicht schlafen. Jeden Tag wegen der Rückenschmerzen erbrochen. ... Nachdem ich etwas über Fluorid gelesen hatte, wurde mir klar, woher meine Probleme kamen. Ich begann die Borax-Entgiftung mit 1/8 TL in einem Liter Wasser, und nach drei Tagen waren meine Symptome fast weg.“ (LAST 2012: 16)

„Es gibt viele Nachweise warum Borax wirksam gegen fast alle Arten von Pilzen ist, ob Mykoplasma in Lupus, Rosazea, Interstitielle Zystitis, Räude, Morgellons-Krankheit oder auch Lungenentzündung. Ich denke Borax Medizin ist eine der am meisten ignorierten, fehlinterpretierten oder sogar unterdrückten Arznei in unserer heutigen Gesellschaft. Die Arbeit der Behörden ist so gelungen, dass nur sehr wenige wissen, dass Borax ungefähr die gleiche

Toxizität hat wie einfaches Speisesalz. Fast täglich habe ich Menschen an einer Lungenentzündung sterben sehen. Ein thailändischer Schauspieler erlitt Gehirnschädigungen durch Plasmodien (einzellige Parasiten). Das mögliche Heilmittel ist relativ simpel: Borax. Jedes Mal, wenn ich Menschen sterben sehe, kommt mir Borax in den Sinn und wahrscheinlich seht ihr warum. Sogar Gesundheitsexperten wie Dr. Batmanhelidj erkrankten an einer Lungenentzündung, ebenso wie Bob Hope und Buddy Ebsen. Ich denke, eine Lungenentzündung tötet genauso viele Menschen, es ist nur so, dass Krebs und Herzerkrankungen größere Schlagzeilen hervorbringen. Aufgrund der Strukturierung des Gesundheitswesens sind Herz- und Krebserkrankungen profitabler. Magnesium und die Änderung des pH-Wertes hätten geholfen, beide Probleme zu verhindern und diese möglicherweise für sehr viel geringere Kosten geheilt.“ (vgl. Ted, EARTHCLINIC 2004)

Viele weitere Erfahrungsberichte, Ratschläge, Videos und Tipps zur Dosierung und Einnahme können u.a. auf www.earthclinic.com nachgelesen werden.

Der Borgehalt in Lebensmitteln

Lebensmittel	Borgehalt in mg/kg
Getrocknete Pflaumen	27
getrocknete Rosinen	25
Mandeln	23
Erdnüsse	18
Haselnüsse	16
Getrocknete Datteln	9,2
Honig	7,2
Apfel, roh mit Schale	2,73
Traubensaft	2,02
Pfirsich (aus der Dose)	1,87
Brokkoli, Röschen	1,85
Tomatenketchup	0,85
Weißbrot	0,20
Nudeln	0,37
Reis	< 0,015
Eisbergsalat	< 0.015
Rind-, Hühner-, Puten-Fleisch	< 0,015
Wein	3,5 µg/ml
Bier	1,8 µg/ml

Quelle: Autoren-PDF Uwe Gröber, Klaus Kisters: Das Ultraspurenelement Bor

10. Literatur- und Quellenverzeichnis

ABDA – Bundesvereinigung Deutscher Apothekerverbände e.V. (2018): Abgabe von Borax. Keine Abgabe von Borax in Apotheken. www.abda.de/themen/arzneimittelsicherheit/amk/amk-nachrichten/archiv/abgabe-von-borax/

AMELINGMEIER, Eckard (2014): Borax. RÖMPP. Georg Thieme Verlag, Stuttgart. www.roempp.thieme.de/roempp4.0/do/data/RD-02-02283

chemie.de: Portal von LUMITOS.
Bor: www.chemie.de/lexikon/Bor.html
Borax: www.chemie.de/lexikon/Borax.html
Borsäure: www.chemie.de/lexikon/Borsäure.html

EARTHCLINIC (2018): Borax Cures and Health Benefits. Los Angeles, Kalifornien. www.earthclinic.com/remedies/borax.html

EARTHCLINIC (2018): Borax Side Effects. Los Angeles, Kalifornien.

www.earthclinic.com/borax-side-effects.html

EARTHCLINIC (2018): How to Take Borax. www.earthclinic.com/how-to-take-borax.html

FISCHER, Rainer (2008): Mangel an Bor gibt es nicht nur bei Pflanzen sondern auch bei Tieren. Sinzheim.

krank.de: Bor (B): Mineralstoff Ratgeber. www.krank.de/ernaehrung/mineralstoffe/bor-b/

LAST, Walter (2012): Die Borax-Verschwörung. Das aus für die Arthrose-Heilung. In: NEXUS Magazin 42 August-September 2012. Mosquito Verlag, Immenstadt.

LIEBREICH, Dr. Oscar (1899): Gutachten über die Wirkung der Borsäure und des Borax...Berlin. S. 2, 11-14

LIEBREICH, Dr. Oscar (1902): Zweites Gutachten über die Wirkung der Borsäure und des Borax ...Berlin, S. 33

RÖMPP-AUTOR (2002): Soffionen. RÖMPP. Georg Thieme Verlag, Stuttgart. www.roempp.thieme.de/roempp4.0/do/data/RD-19-02818?update=true

SITZMANN, Helmut (2011): Bor. RÖMPP. Georg Thieme Verlag, Stuttgart. www.roempp.thieme.de/roempp4.0/do/data/RD-02-02270

SITZMANN, Helmut & HABERMEYER, Michael (2011): Borsäure. RÖMPP. Georg Thieme Verlag, Stuttgart. www.roempp.thieme.de/roempp4.0/do/data/RD-02-02336

wissen.de: Bor. www.wissen.de/lexikon/bor-chemie

zusatzstoffe-online.de (2013): E 284 Borsäure. Informationen zu Lebensmittelzusatzstoffen. Die VERBRAUCHER INITIATIVE e.V. (Bundesverband). www.zusatzstoffe-online.de/zusatzstoffe/89.e284_bors%E4ure.html

zusatzstoffe-online.de (2013): E 285 Borax. Informationen zu Lebensmittelzusatzstoffen. Die VERBRAUCHER INITIATIVE e.V. (Bundesverband). www.zusatzstoffe-online.de/zusatzstoffe/90.e285_borax.htm

Abbildung Titelbild: Borax-Kristall Quelle: www.fotolia.de

Abbildung 1: Anwendungsgebiete von Bor. Quellle: https://www.burgerstein-foundation.ch/de-DE/fachbereich/aktuelles-aus-wissenschaft-praxis/bor-ein-update

Abbildung 2: Borax-Kristall. Quelle: www.mineralienatlas.de/lexikon/index.php/MineralData?mineral=Bleng

Abbildung 3: Borax-Kristall. Quelle: www.skywalker.cochise.edu/wellerr/mineral/borax/boraxL.htm

Abbildung 4: Kristallstruktur von Borax
Quelle:
https://commons.wikimedia.org/wiki/File:Borax-unit-cell-3D-balls.png

Abbildung 5: Lebensmittel mit einem hohen Gehalt an Bor.
Quelle: FISCHER 2008: 5

Abbildung 6: Symptome von Bor-Mangel. Quelle: https://www.wolfs-apotheke.de/gesundheitsbibliothek/index/bor/

Abbildung 7: Bor und die Wirkung auf die kognitive Leistung und die Gehirnaktivität. Quelle: FISCHER 2008: 4

Abbildung 8: Borax-Kristall. Quelle: www.fotolia.de

Abbildung 9: Die Borax-Verschwörung.
Quelle: www.youtube.com/watch?v=PVz6eA9D

Abbildung 10: Der Bor-Gehalt in Lebensmitteln
Quelle: Autoren-PDF Uwe Gröber, Klaus Kisters: Das Ultraspurenelement Bor

11. Als Dankeschön ein Geschenk für Sie

Ein kostenloses Produkt Ihrer Wahl

Sind Sie mit unserem Ratgeber zufrieden und konnten wir Ihnen mit einigen nützlichen Information weiterhelfen?

Dann möchten wir Sie gern mit einem weiteren Ratgeber ihrer Wahl kostenlos belohnen.

Als Ausgleich dafür, dass Sie Ihre Zufriedenheit auf Amazon mit anderen Menschen teilen, erhalten Sie als Dankeschön Ihren Wunschtitel als Printausführung oder Ebook postwendend zugesandt.

Und so einfach geht´s:

1) Verfassen Sie eine Kurzbewertung (2-3 Sätze mit Überschrift würden schon ausreichen...) über den vorliegenden Ratgeber „Borax" von Amelie Ulmer.
2) Besuchen Sie dann auf Amazon die Artikelseite von „Borax" (Autorin Amelie Ulmer) und geben auf dieser Seite einfach ihre Rezension ab.

Über eine positive Rezension würden wir uns natürlich besonders freuen :)

3) Nun wählen Sie auf www.verlag-buch.de Ihren gewünschten Titel aus.
4) Kopieren Sie nun die **Überschrift** Ihrer auf Amazon abgegebenen Rezension und senden sie zusammen mit Ihrem **Titelwunsch** und Ihrer **Anschrift** an info@verlag-buch.de.

Geschafft! In Kürze erhalten Sie Ihren Wunschtitel.

Vielen Dank und weiterhin viel Freude mit weiteren nützlichen Infos aus Ihrem nächsten Ratgeber.

Ihr Verlag BUCH

Weitere Titelempfehlungen

Tony Gaschler

WasserMagie

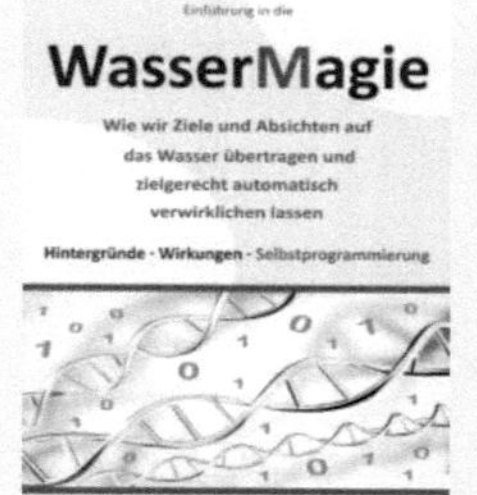

Wie wir Ziele und Absichten wie von selbst auf das Wasser übertragen und dann automatisch verwirklichen lassen

Hintergründe, Wirkungen, Selbstprogrammierung

Das Wasser hat außerordentliche und geradezu magische Eigenschaften und Fähigkeiten. Wasser ist nicht nur unser wichtigstes Lebensmittel und unser bedeutendster Energieträger.

Wasser hat auch ein Gedächtnis und es kann Informationen empfangen, verstehen, speichern, verarbeiten und in Form von elektromagnetischen Strahlen auf die Umgebung wieder aussenden und übertragen. Darüber gibt es nach dem heutigen Wissen der internationalen Wasserforscher nicht den geringsten Zweifel.

Die WASSERMAGIE - auch WASSERKOMMUNIKATION genannt - kann uns dabei sehr hilfreich sein, denn WIR SELBST haben die Macht und Fähigkeit, Informationen auf das Wasser zu übertragen.In diesem Werk von Tony Gaschler erfahren wir, wie wir gewünschte Informationen wie Absichten, Ideen, Bestrebungen und Ziele durch das Trinken des mit Informationen augeladene auf das Selbstorganisations-System übertragen können, die sich sich nach erfolgreicher Übertragung völlig unbewusst und automatisch verwirklichen.

Die Wassermagie wirkt auch dann, wenn Sie nicht daran glauben!

Mehr Informationen auf www.verlag-buch.de

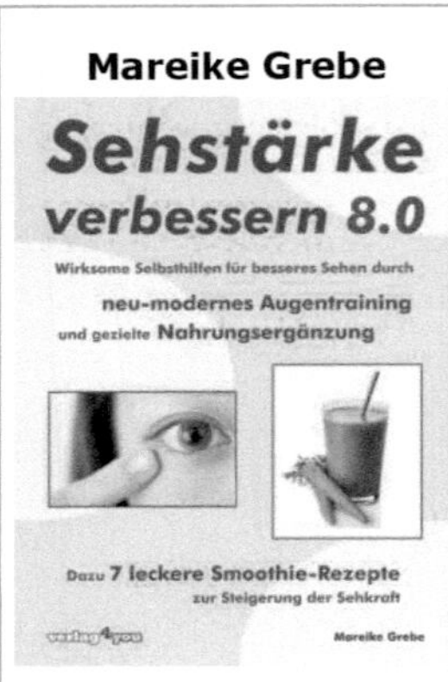

Sehstärke verbessern 8.0

Wirksame Selbsthilfen für besseres Sehen durch neu-modernes Augentraining und gezielte Nahrungsergänzung.

Dazu erhalten Sie 7 leckere Smoothie-Rezepte zur Steigerung der Sehkraft.

Nur WENIGE ÜBUNGEN reichen schon aus, um unsere Sehstärke ohne fremde Hilfe wieder zu verbessern.

1) Nur 2-3 MINUTEN täglich reichen aus, um unsere Sehkraft wieder verstärken. Dazu stehen uns 8 wirksame Übungsmodule zur Auswahl, die wir nach Bedarf überall einfach und schnell anwenden können. 2) Bei

Anwendung dieser Methode verbessert sich oft schon nach der ERSTEN ÜBUNG unser Dioptrinwert. Die Übungen sind so leicht anzuwenden, dass sie uns sogar SPASS bereiten :)

3) Wir erlernen unter anderem, wie wir unsere AUGENMUSKULATUR mit einfachen Mitteln wieder KRÄFTIGEN können.

4) Wie wir unseren FARBSINN BELEBEN und unsere NETZHAUT STÄRKEN.

5) Wie wir das Sehen in der NÄHE und FERNE durch einfache Übungen bedeutend verbessern können.

6) Welche NÄHRSTOFFE für unsere Augen besonders wichtig sind. Machen Sie es sich einfach und profitieren von den 7 leckeren SEHKRAFT-SMOOTHIES mit den wichtigsten Sehkraft-Lieferanten.

Fazit: Mit erprobten Übungen und ausgewählten Nährstofftipps können wir gezielt Sehschwächen und Augenbeschwerden beheben und vorbeugen - damit wir in allen Situationen den Durchblick bewahren.

Weitere Informationen siehe www.verlag-buch.de

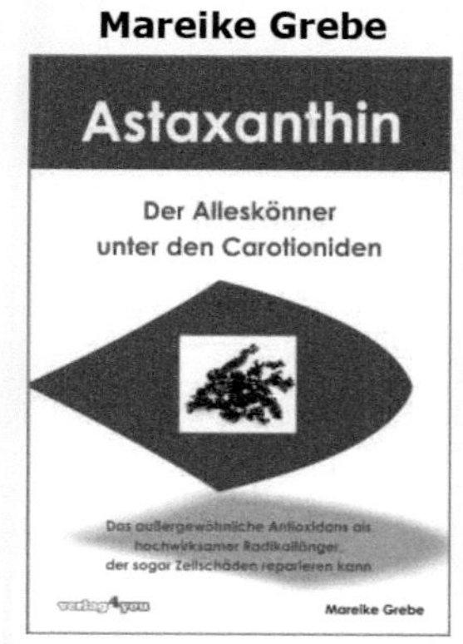

Astaxanthin

Der Alleskönner unter den Carotinoiden.

Das außergewöhnliche Antioxidans als hochwirksamer Radikalfänger, der sogar Zellschäden reparieren kann.

Wir können es gar nicht oft genug betonen, welche wunderbaren Gaben die Natur uns zu schenken vermag.

Und so ist auch Astaxanthin ein besonders wirksamer Nährstoff, der nicht nur der Pflanzen- und Tierwelt sondern auch uns Menschen in vielen Belangen einen großen Nutzen bietet.

Als Radikalfänger ist dieses Carotinoid mit Abstand das STÄRKSTE ANTI-OXIDANS, das freie Radikale schnell eliminiert und somit einen hervorragenden Zellschutz bietet.

Dieses geniale rotfarbige Naturtalent hat aber noch viel mehr wertvolle Eigenschaften, die uns in puncto Gesundheit, Vitalität, Leistungssteigerung, Allgemeinbefinden, Libido sowie Zellschutz, Hautverjüngung und ANTI AGING sehr zu Gute kommen!

1) Warum wirkt Astaxanthin auch gegen UV-STRAHLUNG und ist somit ein idealer SONNENSCHUTZ und begünstigt darüber hinaus die Produktion von Vitamin D3?

2) Welche Erkenntnisse und Erfahrungsberichte gibt es über den Einfluss von Astaxanthin auf das ERBGUT unserer DNS?

3) ACHTUNG! Welche Formen von Astaxanthin gibt es und wie muss es verarbeitet sein, damit es seine ursprüngliche Wirkung beibehält?

In diesem Buch erfährst Du alles Wichtige über Sorten, Vorkommen, Gewinnung, Verarbeitung, Inhaltsstoffe, Wirkungsweise, Anwendungsgebiete, Dosierung :)

Weitere Informationen siehe www.verlag-buch.de

Weitere Titelempfehlungen

Siegfried Schmidt

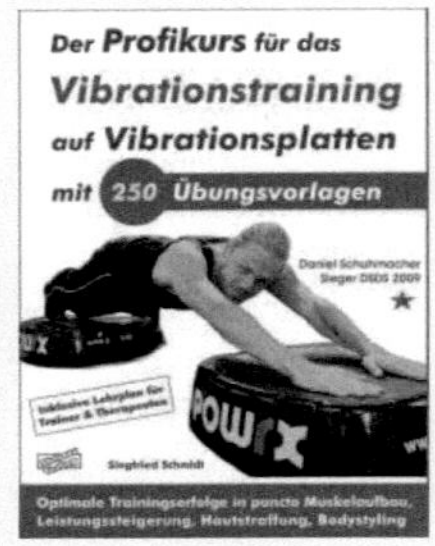

Mentale und körperliche Höchstform in <u>Rekordzeit</u> durch Professionelles Vibrationstraining

Der Profikurs für das Vibrationstraining auf Vibrationsplatten mit 250 Übungsvorlagen. Optimale Trainingserfolge in puncto Muskelaufbau, Leistungssteigerung, Hautstraffung, Bodystyling etc.

Dieser Profikurs ist für alle Personen (m/w von jung bis alt) bestimmt, die sich schon mit einem geringen Trainingsaufwand in kürzester Zeit in körperliche und mentale Höchstform bringen wollen.

Siegfried Schmidt, dem 2012 die Ehrendoktorwürde verliehen wurde, zählt übrigens zu den Experten als Personal-Trainer (VPT) für professionelles Vibrationstraining.

Siegfried Schmidt nimmt täglich Menschen ihre Rückenschmerzen, hilft Unfallopfern beim Wiederaufbau zerstörter Muskelpartien und leitet die Powrx Academy zur Ausbildung von ärztlich testierten Personal-Trainern für Vibrationsplattentechnik.

Schon 3 x 30 Minuten pro Woche Vibrationstraining reichen aus, um in kürzester Zeit die gleichen körperlichen Erfolge zu erzielen, wie beim zeitintensiven Krafttraining und Ausdauertraining an herkömmlichen Fitnessgeräten.

Durch das Vibrationstraining bringen Sie sich in körperliche Höchstform und erfreuen sich über Ihre FITNESS, GESUNDHEIT und einer fantastischen KÖRPERFORMUNG.

Mehr Informationen unter <u>www.verlag-buch.de</u>

Das Lehrbuch des Lebens

Martin Kojc

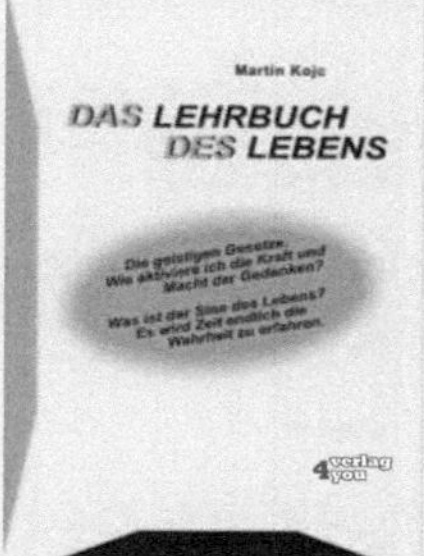

Wie kann ich die geistigen Gesetze erfolgreich anwenden, damit sich meine sehnlichsten Bedürfnisse zielstrebig und unaufhaltsam verwirklichen?

Wie vielen Lehrschriften zu entnehmen nehmen ist, reicht schon eine bildhafte emotionalisierte Vorstellung aus - die ja bekanntlich in der rechten Gehirnhälft abläuft - den Beginn einer Verwirklichung hervorzurufen.

Aber welche unscheinbare wichtige Funktion für die zielstrebige Selbstverwirklichung und Zielverwirklichung hat überhaupt der rationale Verstand?

Es wird Zeit endlich die Wahrheit zu erfahren !

Wie kann ich erreichen, dass sich meine Wünsche und Absichten ungestört entwickeln und tatsächlich auch bewahrheiten und nicht, wie so oft, immer wieder enttäuschend verworfen werden?

Dieser Schritt ist - bis heute - den meisten Menschen nicht bewusst.

Das Geheimnis liegt im Einklang der linken und rechten Gehirnhälfte. Nur so verwirklichen sich die in Form gebrachten Denksubstanzen ungehindert und zielstrebig bis zur Vollendung vollkommen automatisch.

Mehr Informationen unter www.verlag-buch.de